電車に乗れない人たち

最新版

パニック障害、不安と怖れがなくなる方法

松本 桂樹

WAVE出版

執筆協力　八木沢由香・佐治環
装丁　　　齋藤知恵子
イラスト　上田惣子
DTP　　　小平智也

最新版の発行にあたって

本書の初版を出版した二〇〇二年には、まだあまり知られていなかった「パニック障害」という病気は、十五年以上の月日を経て、広く世間に知られるようになりました。

スポーツ選手、ミュージシャン、アイドルや女優、お笑い芸人といった著名人にも、パニック障害の経験を公にする人が増えています。ニュースなどで目にしたことのある人も多いのではないでしょうか。

日本では、パニック障害と診断される人が増えています。厚生労働省の調査でも、パニック障害と診断される人が過去十五年で九倍になったというデータがあります。先行きの見えない不景気や長時間労働、人間関係におけるストレスなど、心が疲れてしまう要因はより複雑化し、メンタルに不調をきたす人はさらに増えているように思います。ただ、病気が広く知られたことで、医師を受診したり、カウンセラーなどの専門家に相談しやすくなったのは、いい傾向でしょう。

電車に乗ったときに不安を覚える人が多いことが、この病気の大きな特徴ですが、電車を取り巻く状況もだいぶ変化しました。各鉄道会社では、通勤ラッシュを緩和するために電車のダイヤを増設したり、新しい路線を作ったり、路線同士で相互乗り入れをすることで利便性を高める試みをしています。ところが、地域やターミナル駅によっては、それによってますます混雑が増しているケースもあります。

また、日本企業の労働環境を大幅に見直す取り組みである「働き方改革」も、私たちの生活に大きく影響を与えそうです。勤務場所や時間に縛られず、在宅で働くことができる「テレワーク」など、柔軟な働き方が認められることにより、電車に乗れず、通勤が困難な人でも就職、就労できるケースが今後、増えてくるでしょう。ただ、その「柔軟な働き方」が、心身に負担をかける可能性もあります。

スマートフォンの普及も、私たちの生活に大きな変化をもたらしました。外出先で不安や恐怖に襲われそうになったときも、専用アプリや動画などでリラクゼーション効果を得ることができます。しかし、スマートフォンへの依存が心身の不調を引き起こすこともあり、パニック障害の方がどのようにスマートフォンと付き合っていくか、というのも考えなければいけない課題だと感じています。

病気についての理解を深めていただくことで、少しでもみなさんの不安を和らげたいと思ったことが、最初に本書を書いたきっかけでした。最新版にあたっては、電車の環境や社会状況の変化にも目を向け、「いま」知っておいていただきたい情報を追加しました。

パニック障害は必ず治る病気です。

つらい症状や不安感があるときは、一人で抱え込まず、気軽に心療内科の受診やカウンセリングルームなどを訪ねてください。

本書が、みなさんの心身の健康を取り戻し、豊かな人生を送る一助となれば幸いです。

はじめに　臨床の現場から

私は臨床心理士という仕事をしており、現在、東京の新宿区にある「ジャパンＥＡＰシステムズ」という相談機関に所属し、ＥＡＰサービスを提供しています。臨床心理士とは、平たくいえば心の専門家です。カウンセラーというと、よりわかりやすいでしょうか。

またＥＡＰ（Employee Assistance Program）とは、アメリカで広く普及しているサービスで、企業と契約を行う形でその社員と家族の方が無料で利用できる、総合的なカウンセリング・サービスになります。匿名でも相談ができるので、より気軽に利用できることが特徴になっています。

私の勤める相談室や関連クリニックには、さまざまなストレスを抱え、さまざまに心身の調子をくずされて多くの方が相談に来られています。カウンセリングや心理療法だけでは疲れをとることができず、精神科医との連携を必要とするケースも増えています。

いうなればカウンセラーとしての仕事はある意味盛況なのですが、仕事がどんどん盛況になっていく現実を前に、正直「うーん」と考えこんでしまうことも少なくありません。

つまり、悩みが増えるほど、世の中が生きにくくなっていることをあらわしているわけですから、私の仕事が増えるということは、半面、大勢の方々のメンタルヘルスが悪化している、といえるのです。

ところでEAPサービスの特徴から、これまでうつ病をはじめ、じつにいろいろな心の問題と向き合ってきました。その中で目立っているのが、次のような症状を訴える方です。

「電車に乗ると急に心臓がドキドキして、息ができなくなるんです」
「突然、激しい動悸と吐き気に襲われてしまうんです。時も場所も関係なく……」
「会議中、急に手足がふるえてめまいに襲われ、死ぬかと思いました。怖かった」
「レジに並んでいるときに心臓発作のようなものに襲われて、ものすごく不安になりました」

いったいなぜこのようなことが起こるのか、その方たちにはわからないようなのです。思い当たる原因もないと言い、症状を説明するのにもひと苦労のようです。

ある方は「突如としてソレに襲われて……」という言い方をされていましたが、たしかに患者さんたちは一様に、「ソレ」としか形容のしようがない症状に見舞われています。

しかも誰もがみな、「ソレ」がいったん始まると「死んでしまうのではないか」と恐怖するほどの激しい心理状態におちいり、「また起こったら」という不安状態におかれてしまいます。

そして、原因がわからないだけに、「ソレ」に襲われた人たちは「自分はどこかおかしいのではないか」「命にかかわる病気なのではないか」「仕事を続けていくことができなくなってしまうのではないか」と思いつめ、誰かに相談することもできずにひとり孤独に悩んでしまいます。

先ほども言いましたように、「ソレ」は理由もなく、しかも突如としてあらわれます。なかでも、「電車に乗っていて起こった」という方が多く、その結果「電車に乗れない、乗るのが怖い」という、困った状態におちいってしまう方がたくさんいます。

この本を手にとられたということは、おそらくみなさん（もしくは、みなさんの家族や知人の方）も、「ソレ」の襲撃に遭われて電車に乗れなくなり、思い悩んでいらっしゃるのではないでしょうか？

その原因を知りたい、なぜそうなってしまったのか理由が知りたい。特に「ワタシのこの状況はよくなるのか」を知りたい、と切実に望んでいらっしゃると思います。

本書では、理由もなく襲ってくる症状の正体は何か、なぜ自分がそうなってしまったのか、その原因と回復について、できるだけわかりやすくまとめました。新版化にあたって新たな情報も付加しました。

正体がわかれば恐れるものなし、です。「ソレ」の襲来に不安と恐怖を感じる日々とは、必ずサヨナラできます。そう、電車に乗れるようになる日は必ずくるのです。

ちなみに本書では、症例をなるべく多くとりあげて掲載しています。ただし、この症例は、実際にいただいた相談内容をベースにして、個人が特定されないように、年齢・性別・業種・内容などについて大幅な修正を加えています。プライバシー保護の観点から、ご了承をいただけたら幸いです。

最後に、出版にあたっては、同僚であるジャパンＥＡＰシステムズ顧問医（精神科医）の米沢宏先生にＴＦＴおよびＦＡＰの詳しい情報を、臨床心理士の梅澤志乃氏には校正を手伝ってもらいました。そして、執筆の協力をいただいた八木沢由香氏、佐治環氏、編集の飛田淳子氏、野津山美久氏には、締め切りでパニック状態になっている私を温かくサポートしていただきました。心から御礼を申し上げたいと思います。

みなさんが安心して電車に乗れるようになる日がくる――そのための一助として、本書がお役に立てば幸いです。

PART5

「もうパニックも怖くない」

毎日を不安なくすごすためのヒント

大丈夫、パニック障害は治るよ！

PART6

「パニック障害があっても、人生は楽しい！」

「気がついたら忘れてた」になるために

電車の環境が変わってきた!?

PART 1

「アレがまた起こったら……」

私だけじゃない、みんな不安と闘っていた！

みんな不安と闘っていた！

電車に乗るのが怖い！

電車に乗れなくなってしまうということは、ただ「電車に乗れなくなってしまって困る」というだけではありません。そこから「会社に行けない、学校に通えない、出かけられない」ということにつながり、自分の生活が大きく変化してしまうということでもあります。

事実、電車に乗れなくなったために、それまでと同じような社会生活が営めなくなって、悩み、困っている方がたくさんいらっしゃるのです。

社会生活に支障をきたす「電車に乗れない」症状とは、具体的にどのようなもので、どのようにして起こっているのでしょう？　まずは実際に相談をいただいたケースをもとに

「電車に乗れない」症例をいくつかご紹介していきます。

ラッシュ時の電車に乗れなくなって

佳美さん（仮名）二五歳　システムエンジニア

佳美さんは、システム関係の会社に勤めるシステムエンジニアです。入社三年目ですが、性格の明るい、とても責任感の強い人で、職場でも、取引先の人からも、評判のよい社員でした。

システムエンジニアという職業柄、たしかに忙しい毎日が続いていましたが、仕事そのものは楽しく、充実した毎日を送っていたといいます。

ある日のことでした。朝一番に大事な会議があるというのに、その日に限って朝寝坊をしてしまいました。「遅刻してしまう！」とあわてて支度をして家をあとにし、駅まで走って通勤電車に飛び乗りました。頭の中は「間に合うかな」という思いでいっぱいです。「間に合うかな」という心配が、「もし間に合わなかったらどうしよう」という不安に変わったときのことです。佳美さんは急に気分が悪くなり始めました。胸がドキドキして、呼吸が苦しくなり、全身の筋肉が緊張して手がしびれてきます。

これまで経験したことのない、体の異変でした。

「なんなの、これ⁉ 走って電車に飛び乗ったから、貧血を起こしたのかしら⁉」

不安な気持ちとともに、徐々に、そしてさらに心臓のドキドキが強くなっていき、意識が遠く離れていく感覚に襲われました。

「このまま死んでしまうのではないか?」。ものすごい不安がわき起こってきました。

「どうしよう」と思う一方で、「このままじゃ会議に間に合わない」という気持ちが渦巻いています。なんとかガマンして会社に行こうと考えましたが、とうとう耐えられなくなった佳美さんは、やっとの思いで次の駅で降り、駅員さんに助けを求めました。

駅員室で休ませてもらっていると、駅員さんが呼んでくれたのでしょうか、救急車がやって来てそのまま病院へ運ばれました。

病院に着いたころには体の異変はだいぶ落ち着いていましたが、それでも念のために診察と検査を受けたところ、医者からは「検査の結果は異常ありませんね」とひと言。

「あんなにひどい状態だったのに？」と気の抜けた思いで、そのまま会社へ向かいましたが、突然の異変だったので、当然会社には連絡を入れる余裕などありません。「怒られるかな」と不安になりながら、佳美さんは大遅刻をしてしまった理由、会議に穴をあけてしまった理由を詳しく上司に説明しました。

幸いなことに、上司は怒るどころか「大変だったね」と心配してくれて、お咎《とが》めはなし。でも佳美さん自身は腑に落ちないままです。

「なんだったんだろう。やっぱり貧血かな……」

そのときはそう考えたのですが、その一週間後、またもや通勤電車の中で急に胸のドキドキが始まったのです。続いて、激しい動悸と吐き気、足のふるえ、発汗などの症状が起こり、とても電車に乗っていられる状態ではなくなりました。

今回の異変は、この前のときよりも症状が激しくなっていました。またもや「死んでしまうんじゃないか」という恐怖が脳裏をよぎります。

さすがに「貧血とは違う。これは何か重大な病気なのでは？」と心配になり、今度は大きな総合病院でさまざまな検査をしてもらうことにしました。しかし脳波・ＣＴ・心電図のどれにも特に問題は見あたりません。

病院の医師からは「ストレスのせいではないかと思います」と言われました。たしかに、受注していたシステムの納期がせまっており、ここ数日は深夜にタクシーで帰るような日が続いています。ストレスはたまっていたかもしれません。

佳美さんは「そうだ。ストレスだ」と自分を納得させてはみたものの、それ以来、この二回目の異変のことが頭から離れなくなってしまいました。

会社に行くためにいつも乗っている電車に乗ろうとするのですが、ラッシュで満員の車内を見ると、つい「異変」を思い浮かべてしまいます。それでも、なんとか満員電車に乗って通勤できていたうちはよかったのですが、そのうち混雑している車両を見るだけで心臓がドキドキしてくるようになりました。

ですが、仕事をやめるわけにはいきません。満員電車がダメになってしまった佳美さんは、現在、朝はラッシュの始まる前の比較的すいている電車に乗り、帰りは各駅停車に乗ってひと駅ずつ降りながら、なんとか通勤を続けています。


佳美さんは、電車の中で心臓がドキドキし始め、呼吸が苦しくなって……、という症状を経験しました。本人自身には特に思いあたる原因もなく、当初は「駅まで走ったからかな」「貧血かな」と考えていました。

この佳美さんのように、その症状が起こる原因が思いあたらないという方もいれば、きっかけとなるものがある方もいます。

たとえば、里子さん（仮名）は、会社から帰る途中の電車の中で、自分と同じくらいの年ごろの女性が具合を悪くして、嘔吐してしまった様子を目撃したことが原因で、症状を起こすようになりました。

里子さんは、小さなころから軽いめまいや吐き気を覚えることが多かったそうですが、それだけに目撃した場面が強烈に自分の目に焼きついてしまい、「自分も電車の中で吐いてしまったらどうしよう」という不安をもつようになって、症状が起こるようになったといいます。

また、次の加代子さん（仮名）のような方もいます。

「停まらない」と聞いた瞬間……

加代子さん（仮名）二七歳　化粧品販売

加代子さんは化粧品の訪問販売をしています。この仕事を始めて五年。今では顧客も増え、仕事は順調でした。

加代子さん自身、接客の仕事は自分に向いていると思っています。新商品のPRを兼ねてお客さまにメイクをするのは楽しいし、そのあとの雑談も好きでした。「ハリのある生活を送っている」という実感がありました。

その日も、長くお付き合いのある得意先まで出かけることになっていました。持っていく商品をいろいろと揃えていたときのことです。心臓のあたりに突然、違和感を感じました。そのうち動悸がし始め、手足がしびれ、まわりの風景がグラグラとゆれ出しました。立っていられず椅子に座りこんでいると、数分でその「ヘンな感じ」はなくなりましたが、加代子さんは急に不安を覚えました。というのも、この「ヘンな感じ」が起こったのは、そのときが初めてではなかったからです。

「更年期障害にはまだ早いし、このあいだの検診でも特に問題はなかったのに。なんだろう？　本当はどこか悪いのかしら」

もう一度きちんと検査をしてもらったほうがいいかもしれない。そう考えて、翌日、加代子さんは自宅近くの総合病院を受診しました。

しかし内科の検査では異常は見つからず、「自律神経失調症かもしれませんね。ただし、めまいの原因はメニエール病ということもありますから、耳鼻科のほうも受診してください」と言われ、そのまま耳鼻科にまわされました。ですが、やはりそこでも異常は認められませんでした。

医師からの説明は「やはり自律神経失調症でしょう。お薬を出しておきますね」というものでした。

加代子さんは「そうなのか」と納得して病院をあとにしたのですが、その数週間後、またもや例の「ヘンな感じ」に襲われたのです。それは昼間の電車の中でした。座席に座りながら、今月の売り上げについて考えていたときのこと。

「どうしよう、今月は目標額までいかない。困ったわ。売掛金が払えないじゃない。どうやり繰りしようかしら」

そう思った瞬間、心臓がドックンと大きく波打ちました。そのうち息苦しさが増してきて、呼吸困難におちいりそうになりました。動悸も激しくなっていきます。全身に冷や汗が吹き出して、手足がしびれてきました。その日の「ヘンな感じ」はいつもと違っていました。

「死んでしまう！」。加代子さんはものすごい恐怖を覚えました。座席にうずくまるようにして、「死んじゃう、誰か助けて」と心の中で叫びながら、異変に耐え続けました。電車から降りたくても、立ち上がることすらできません。

そのまま数分が経過したでしょうか。加代子さんの身に起こった異変は、何事もなかったかのようにスッと消えてしまったのです。

「本当に自律神経失調症なの？」

あまりの異変に、疑問が頭をもたげてきました。本屋さんで「自律神経失調症」について書かれた本をパラパラめくってみたところ、たしかに「ヘンな感じ」で起きる症状は似ています。でも、病院でもらった薬も飲んでいるのに、なんでまた起こるのか。よくなっていないじゃないか。やっぱり脳か心臓に致命的な病気があるのでは……。

疑問は怒りに変わり、やがてものすごい不安感へと変わっていきました。そして、電車の中で感じた「死んでしまう」という恐怖感もまた、しっかり頭の中に刻み込まれてしまったのです。

その日から、電車に乗るたびに不安を感じるようになりました。「また、アレが起こったら」と思うと、どうにも気持ちが落ち着きません。

でも、お得意さまのところに行かないわけにもいかず、不安を感じつつも、加代子さんは電車を利用しなければなりませんでした。

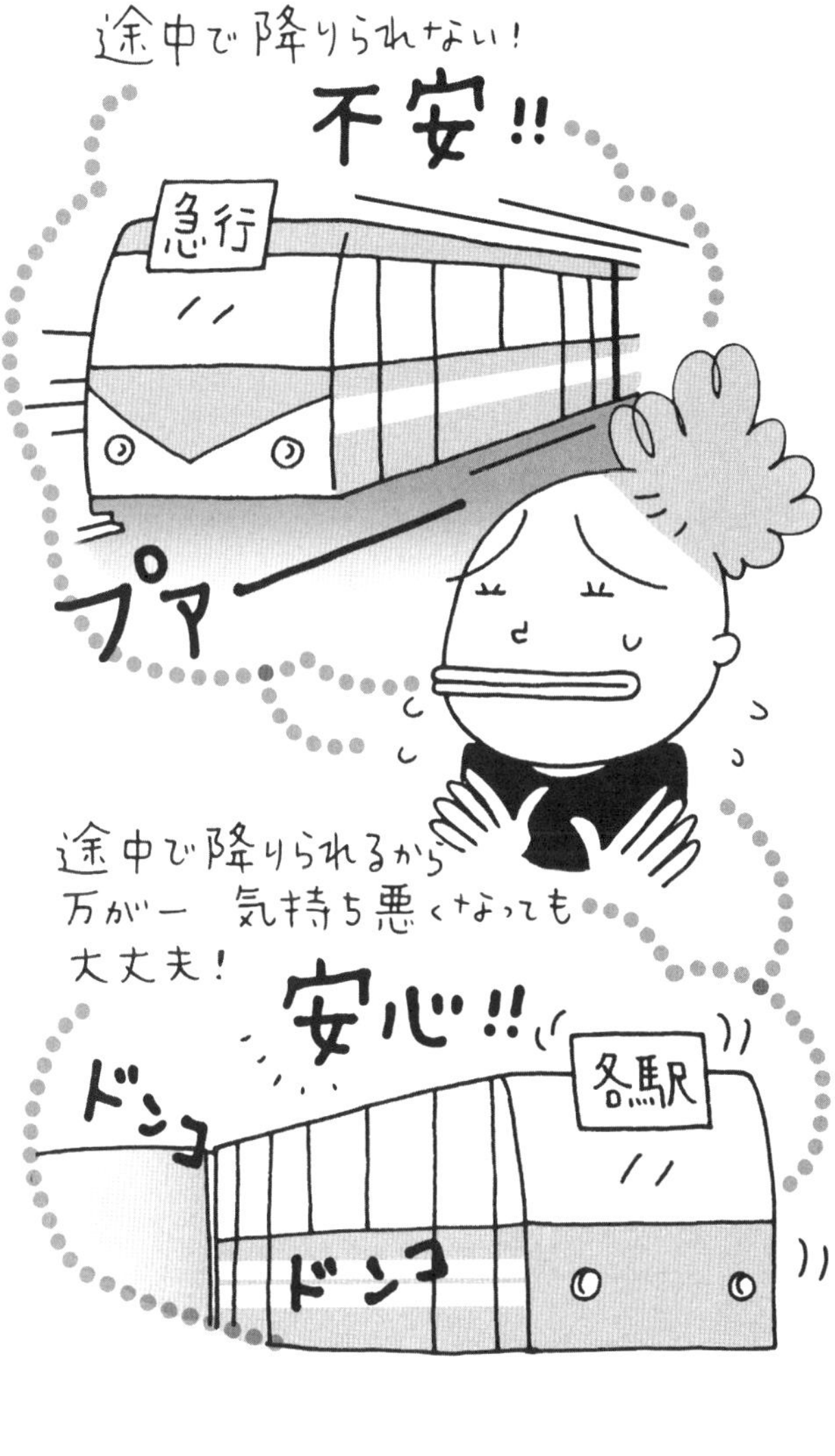
途中で降りられない！
不安!!
急行
プァー
途中で降りられるから
万が一 気持ち悪くなっても
大丈夫！
安心!!
ドンコ
各駅
ドンコ

そんなある日、次のお客さまのところに向かうため、ホームで電車が来るのを待っていました。このときも、不安感が増してくるのがわかりましたが、その不安を打ち消すように、加代子さんはすべりこんできた電車に乗りこみました。

ドアが閉まり、落ち着いた声の車内アナウンスが流れます。

「この電車は急行○○行きです。次の停車駅は終点○○です。途中の○○、○○には停まりませんので……」

アナウンスを聞いた瞬間、加代子さんをものすごい不安感が襲いました。

「終点まで停まらない。途中の駅で降りられない」と思ったとたん、心臓の動悸が早くなり、破裂しそうな勢いで鼓動が高まっていきました。激しい吐き気がこみ上げてきます。息が苦しくなり、頭の中がまっ白になって意識が遠のいていきます。

手足が冷たくなっていき、強烈な「死の恐怖」に見舞われました。倒れそうになりながら、必死にドア横の手すりにもたれて体を支え、なんとか終点までもちこたえることができたのですが、ホームに出ると、よろけるようにしてベンチに倒れ込んでしまいました。

しばらくして状態は落ち着いてきたものの、不安と恐怖はまだ去っていきません。ひとりで帰るのが怖くてたまらず、加代子さんはお得意先にキャンセルの電話を入れたあと、すぐに友人に連絡をとり駅まで迎えに来てもらいました。

この日から加代子さんはすっかり電車に乗れなくなってしまいました。お客さまのお宅へも頻繁に行くことができなくなり、仕事に影響が出始めています。

仕事のことを考えると「これからどうなるのか」と不安になりますが、それ以上に、「今、自分の身に何が起こっているのか」という恐怖感、不安感のほうが強く、毎日が落ち着かない状態でした。


佳美さん、加代子さんは、いずれも「電車」という乗り物の中で、激しい動悸、息苦しさ、吐き気などの突然の症状に襲われましたが、じつは、この症状は電車の中だけで起こるわけではありません。

次にご紹介するように、「車の中」で起こってしまったという方も決して少なくはないのです。なかには、電車、車、バスなど、乗り物すべてがダメになってしまったという方もいて、移動手段がもてなくなって悩んでいる方もたくさんいるのです。

信号待ちをしていたときに突然……

尚さん（仮名）二九歳　宅配便ドライバー

宅配便のドライバーという仕事柄、毎日のように車を運転しているという尚さん。その日も荷物を積んで車に乗り、自分の受け持ちエリアに向かって道路を走っていました。大きな交差点で信号待ちをしていたときのこと。「まもなく信号が青に変わるな」と思った瞬間です。体がフワッと浮いた感じがしました。自分の体が自分のものではないような妙な感覚にとらわれ、息苦しさが襲ってきました。

胸が絞めつけられるように苦しくなり、全身がカッと熱くなっていきます。手足がしびれてきて、冷や汗が吹き出してきました。

「なんなんだ！　これは！」

尚さんは自分の体に起こっている変化についていくことができず、大混乱を起こしていました。信号はとっくに青に変わり、後ろの車がうるさくクラクションを鳴らしています。

「とにかく、どこかに避難しなければ」

ますます激しさを増す体の異変。恐怖と不安で混乱する頭。そんな状態のなか、尚さんは必死に運転しようとしました。

ヨロヨロと車を走らせ、なんとか歩道側に寄せると、尚さんはシートを倒して横になりました。呼吸は相変わらず苦しく、意識が遠のいていくような感じがします。横になっているあいだ、「このまま頭がおかしくなっていくのではないか」という猛烈な恐怖と不安が襲い続けます。

その状態が十分ほど続いたでしょうか。やがて何事もなかったかのように、体は急速に元の状態に戻っていきました。

「今のはいったいなんだったんだ⁉」。尚さんは相変わらず混乱していました。車を運転するのに不安を覚え、会社に連絡をして同僚に迎えに来てもらい、その日は会社を早退。翌日、病院に行き、内科で検査を受けました。

検査の結果、特に異常は認められず、医師の診断は「ストレスによるものだろう」とのこと。そういえばここ一カ月間は休日出勤が多く、休みらしい休みをとっていません。「二〜三日休んだほうがいい」との医師のアドバイスにしたがって、尚さんは会社を休むことにしました。

それからしばらくは調子もよく、「やっぱり疲れていたんだな」と思うようになった矢先です。またソレがやってきました。

友人と自家用車で遊びに出かけ、高速道路で渋滞に巻き込まれていたときでした。シートに体が沈んでいくような感覚が起こり、呼吸ができなくなると同時にめまいがしてきました。渋滞の列を抜け、路肩に車を停めてソレがおさまるのをじっと待ちましたが、息苦しさはどんどん増していきます。

心臓の動悸が速くなり、尚さんを強烈な不安感が包み始めました。どうしようもなくなって、「車から逃げ出したい！」と、それぱかりが頭の中に渦巻きます。

しばらくして体の異変はおさまったものの、強烈な不安感は消えません。「もしも渋滞じゃなく、普通に高速を走っているときだったら……」。そんな不安と恐怖が新たに頭をもたげてきて、尚さんは友人に運転を代わってもらい、次の出口で早々に高速道路を降りてしまいました。

この日以来、尚さんは車に乗るのが恐怖になりました。今度は違う病院に行って調べてもらいましたが、やはり原因はわからずじまい。

「運転をしなければならない」と考えただけで、ものすごい不安感が襲ってきます。それでも、尚さんの仕事に車は不可欠です。転職をしようにも、このご時世では次の仕事先が見つかるかどうかもわかりません。なにより、これまでずっと車を使う仕事ばかり続けてきた尚さんです。内勤の仕事が勤まるかという心配もあります。

尚さんは「今度はいつソレに襲われるのか」とビクビクしながら車に乗り続ける、つらい毎日を送っていました。

一方、乗り物以外の場所で、同じような症状を起こす場合もあります。惇さんと雅代さんのケースをご紹介しましょう。

出張先で会議の最中に

惇さん（仮名）三五歳　コンサルティング会社勤務

惇さんの仕事は飲食店のコンサルティングです。クライアントを全国に抱えているため、月のほとんどは各地を飛びまわっています。現在の仕事を始めて、はや十年。休日もあまりとれず、ハードな仕事が続いていますが、惇さんはそんな自分の仕事に誇りとやりがいを感じていました。

その日も関西支社で大きな会議が開かれるということで、惇さんは新幹線に乗り、新大阪へと向かいました。車内で会議の資料に目を通し終えると、「少し休んでおこう」と思って目をつむりました。

前の夜も深夜まで会社に残り、残業をしていたので、少々寝不足ぎみです。目を閉じた瞬間、スーッと眠気がやってきました。うつらうつらとし始めたとき、惇さんは心臓が急にドキドキしてくるのを感じました。手足にも軽くしびれ感があります。

「どうしたのかな。やっぱり疲れているのかな」。そんなことを考えていると、心臓のドキドキと手足のしびれは消え、惇さんはまた眠りの世界へと入っていきました。

その日の会議は関西支社長も出席する大きな社内会議で、惇さんも関西圏の受け持ちクライアントの現状報告を行う予定でした。

会議がスタートして三十分。もうすぐ自分が報告する番がやってくる、そんなときでした。惇さんの心臓が大きくドックンとひと打ちし、と思う間もなく激しく鼓動を始めたのです。そのうち、吐き気と手足、唇のしびれが起こりました。胸が締めつけられ、息が苦しくてたまりません。

「心臓発作か⁉　オレはこのまま死んでしまうのか⁉」

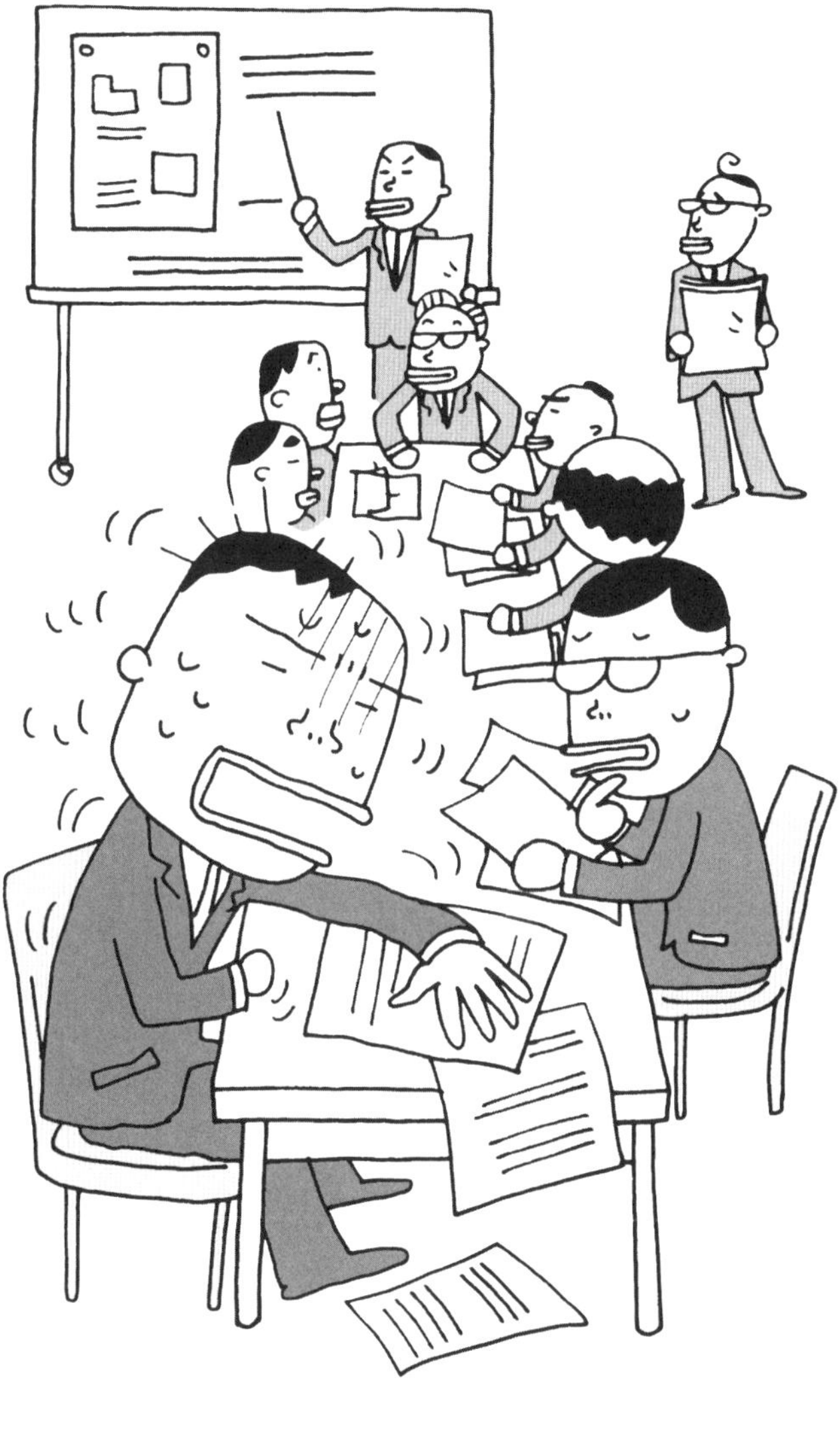

惇さんを恐怖が包みます。体の異変は、どんどんひどさを増していきます。惇さんの異変に気づいた社員が救急車を呼び、惇さんを病院へと運んでいきました。

救急車の中でも苦しみ続ける惇さん。救急隊員の呼びかけが耳に入ってきましたが、答える余裕もありません。

「もうダメだ……！」、異変がピークに達した瞬間です。スッと症状が引いていき、まるで何事もなかったかのようにおさまってしまいました。病院に到着するころには、惇さんの体は元の状態へと戻っていたのです。

念のため検査を受けましたが、どこにも異常は見あたりません。付き添ってくれた関西支社の社員も、惇さん本人も狐につつまれたような気持ちでした。

結局「疲労がたまっていたのだろう」ということで落ち着きましたが、その一カ月後、やはり会議の席で、惇さんは再び同じ状態になってしまったのです。

それからは「会議がある」と聞くたびに、「また、あんなことになったら」「また、アレが起こったら」と、強度の不安感を感じるようになりました。

その不安感は、やがて毎日のように惇さんにつきまといます。

会議だけではなく、クライアントにコンサルティングをしているとき、顧客と打ち合わせをしているとき、突然わけもなく不安感がふくらみ、心臓がドキドキし始めます。

あらゆる検査を受けても、原因は発見できません。「体調をくずしたのは自己管理が甘いから」と見られるのが怖くて、惇さんはがんばって、なんとか仕事を続けようとしました。

しかし異変の起こる頻度はますます増えていきます。やがて不安が高まってくるのを感じると、惇さんはアルコールを体に入れるようになっていきました。お酒を飲むと、不思議と不安感が和らいでいくからでした。

そのため常にペットボトルに焼酎を入れて携帯し、会議の前、接客の前、商談の前、乗り物に乗る前、就寝前と、異変が起こりそうな状況になると、こっそり飲んで異変を抑えるのがクセになってしまいました。惇さんはすっかりアルコールを手放せなくなってしまったのです。

たしかにお酒を飲むと不安も恐怖も和らぎ、これまでと同じように仕事がこなせます。しかし新たな不安も生まれてしまいました。

もしも仕事中にお酒を飲んでいることが会社にわかれば、解雇処分になるかもしれません。お酒のにおいでばれてしまわないかとハラハラする毎日が続いていています。アルコール依存症になる危険性も高いでしょう。

自分がおちいっている悪循環からなんとか抜け出したいと心の底から願っているのに、どうしていいかわからない……。惇さんは非常に悩み、苦しんでいました。

デパートのエレベーターの中で

雅代さん（仮名）三〇歳　主婦

それは子どもの入学準備品を揃えるため、家族でデパートに出かけた日に起こりました。学用品売場から子供服売場へと階を移動しながら必要なものを買い揃え、「ちょっとお腹がすいたね、なにか食べに行こうか」という話になったときのことです。

雅代さん一家は最上階のレストランに行くために、エレベーターに乗り込みました。休日とあって、デパートは混雑しており、エレベーターも満員状態です。

五階、六階、七階……、通過していく階の表示を見つめていたとき、雅代さんは急に頭がフラフラしてくるのを感じました。同時に心臓の動悸が急激に激しくなっていきます。

「あ、またきた！」

雅代さんは、大きく深呼吸をしました。というのも、これまでも何度か、通勤電車の中などで同じような状態を経験していたからです。そんなときは深呼吸をしたり、数秒間息を止めたりすると一〜二分でおさまっていたのです。

このときも、いつもと同じ方法でやりすごそうとしました。ところが、深く息を吸いこんで吐き出そうとしてもできません。動悸が激しくなるにつれ、呼吸も浅くなっていき、息を吸い込むことができないのです。

「呼吸ができない！」

雅代さんの頭はパニックにおちいっていきました。「どうしよう！　いつもと違う！」と思った瞬間、ものすごい不安と恐怖感に見舞われました。めまいはいっそうひどくなり、心臓も激しく波打っています。胸を圧迫され、呼吸もできません。

隣にいるご主人に助けを求めようとしましたが、満員のエレベーターでは身動きもとれず、雅代さんは「ねぇ、気がついて！　誰か助けて！」「このまま死んでしまう！」という恐怖感と闘いながら、ひたすら心臓発作のような症状に耐え続けました。

エレベーターがレストランのある階に到着しても、症状はまだ続いています。雅代さんはもうろうとした意識のまま、ドヤドヤと降りる人波にもまれてなんとかエレベーターを降りました。

家族がようやく雅代さんの異変に気づき、休憩所まで連れて行ってくれました。休んでいると、いつのまにか異変はおさまり、数分後には何事もなかったかのようにすっかり消えてしまいました。

その数日後、毎日のように買い物に行くスーパーで、またその異変はやってきました。会社帰りに夕飯の買い物をすませ、会計のためにレジに並んでいたときのことです。

急に動悸が速くなり、全身が熱くほてったかと思うと、まわりの景色がグルグルと揺れ始めたのです。息がつまって呼吸も苦しくなってきました。

スーパーの人が救急車を呼んでくれて病院へ運ばれましたが、病院の精密検査ではどこも異常なしとのこと。それがかえって雅代さんの不安を強めました。「あの症状が今度はいつ、どこで起きるだろう」という強い恐怖と不安が、日増しに強まっていきます。

デパートの一件以来、会社のエレベーターは怖くて使えなくなりました。スーパーに行くのも、「行く」と考えただけで不安感が高まってきます。最近では、通勤電車の中や交差点の信号待ちで人に囲まれただけで動悸がしてくるようになってしまいました。雅代さんは、外出も思うようにできなくなってきています。

ここまで、電車、車、会議の席、デパートのエレベーターと、それぞれ四つの場所で症状が起こってしまった例をご紹介してきました。

しかし突然の症状はこのほかにも、美容院で、歯医者で、スーパーで、自宅でと、それこそＴＰＯに関係なく起こっています。

では、この突然の症状の正体はいったいなんなのでしょうか？　どうして起こるのでしょうか？　次の章で明らかにしていきたいと思います

PART 2

「なぜ電車に乗れなくなってしまったの？」

私がそうなった理由って?

ソレ（突然起こる発作）の正体は「パニック発作」

こんな症状はありませんか？

電車に乗るのが不安と訴える人たちの多くには、ある共通した症状が見られます。「動悸が激しくなり」「めまいがし」「呼吸困難におちいり」「胸が痛んで」「手足がふるえ」といった症状のほか、PART1でご紹介したケースにあるような「吐き気」「しびれ」を経験する人も少なくありません。

どのような症状が起きるか、どのような状況のときに起こるのかは人によって違いがあるのですが、そのあらわれ方は、いずれも強烈な不安感に見舞われ、その後「発作」と呼ぶにふさわしい、突然のパニック症状が襲ってくるのが特徴です。

前ぶれもなく、いきなりわが身に引き起こされる数々の「発作」のようなパニック症状。しかもその症状の種類には、次のような十三ものタイプがあるのです。

もしあなたが、まったく思いあたる原因もないのに、PART1の方たちと同じような「発作」症状を経験していて、電車に乗るのが怖い、人の大勢いるところに出かけるのが不安になったということであれば、まず、次の項目をチェックしてみてください。

発作のようなものが起こったとき、このような症状はありましたか？

［チェック項目］

①動悸、心悸亢進《しんきこうしん》、または心拍数の増加
②発汗
③身震いまたは震え
④息切れ感または息苦しさ
⑤窒息感
⑥胸痛または胸部の不快感
⑦嘔気または腹部の不快感

⑧めまい感、ふらつく感じ、頭が軽くなる感じ、または気が遠くなる感じ
⑨寒気または熱感
⑩異常感覚（感覚麻痺またはうずき感）
⑪現実感消失（現実ではない感じ）または離人感（自分自身から離脱している）
⑫抑制力を失うまたは〝どうかなってしまう〟ことに対する恐怖
⑬死ぬことに対する恐怖

（『DSM―5 精神疾患の分類と診断の手引』より引用）

いかがでしょうか？

電車に乗ることに不安を感じてしまう原因にはさまざまなものが考えられます。たとえば対人恐怖、視線恐怖、うつ病といった心の病気もそのひとつです。ただし激しい不安を感じたあと、チェック項目にあてはまるような症状が少なくとも四つ以上見られたとしたら「パニック発作」と呼ばれる急性の不安発作を起こしたことが原因と考えられます。

PART1の方たちが電車の中で突然襲われた数々の症状は、どれもがこのチェック項目にあてはまるものばかりです。

パニック発作がもたらす不安と恐怖

パニック発作が引き起こす症状は非常に激しいものです。また、数分という短時間で急速に症状がひどくなっていきます。

それだけに「このまま死んでしまうのではないか」という死の恐怖や、「頭がおかしくなってしまうのではないか」という恐怖を抱く人が少なくありません。

実際にパニック発作によって命を失うことはないのですが、発作自体が強烈であること、しかもなんの予兆もなく突如として引き起こされることから、一度経験すると、発作への恐怖感と不安感は想像を絶するほどのものとなります。

しかもパニック発作によって感じる恐怖や不安は、具体的なものが引き金となって起こる恐怖や不安感とは異なります。

たとえばホラー映画やサスペンス映画を観ているときに味わう不気味な恐怖感や、怖い話を聞いたときの背筋がゾクゾクとしてくる感じ、大勢の人の前で話をしなければいけないときや大事な試験の前日に抱く「うまくやれるだろうか」といった不安は、恐怖や不安の対象が確実に目の前に存在しています。

ところが「パニック発作」によって感じる恐怖感や不安感は、もっと漠然としたものなのです。

いうなれば、「なにかよくないことが自分の体に起こっているのではないか」「こんなおかしな状態が続いたらどうなってしまうのか」など、対象が明確でない不安・恐怖といっていいでしょう。また、対象がわからないぶん、不安も広がっていってしまうのです。

なかでも、パニック発作を経験した人の半数近くが感じるのが「死の恐怖」です。そんなものに突然襲われたら、誰だって恐怖ですね。しかも、パニック発作の研究者たちによると、約四割の人が「死ぬのではないか」という恐怖感を感じていたことが、臨床研究の中で報告されています。

また、パニック発作の症状を自分でコントロールできないことへの恐怖や不安、「大声で叫びたくなる」「このままではどうにかなってしまうのではないか」といった得体の知れない不安感、ノドがつまったような息苦しさや顔・頭がのぼせるような感覚、激しい肩こりや首の痛みといった身体的な不快感も、数多くの人に見られるものです。

さらに、一度でも激しいパニック発作を経験してしまうと、「また起こるのではないか」

という恒常的な不安を抱いてしまうことが多いのも、パニック発作の大きな特徴です。

この「また起こるのではないか」という不安がずっと続くようになると、今度はそれが新たな恐怖や不安を生む、という悪循環におちいってしまうのが、パニック発作のなんとも困ったところなのです。

たとえば、「あの発作をまた経験するのが怖い」といった、パニック発作そのものへの恐怖感は言うに及ばず、ほかに、

■心臓や脳に重大な病気があるのではないか
■他人からおかしな目で見られるのではないか
■人前で吐いたり、粗相をするなど恥ずかしい姿を見せてしまうのではないか
■発作が起こっても逃げられなかったらどうしよう
■事故を起こしてしまうのではないか
■仕事をやめさせられてしまうのではないか
■恋人ができない（結婚できない）のではないか
■社会生活に適応できない人間になってしまうのではないか

などの恐怖や不安も感じてしまいます。

このように、実際に起きないことを「起きてしまうのではないか」と心配することを、専門用語では「予期不安」と呼んでいます。

しかも、この「予期不安」がクセモノ。さらに不安を増大させ、何度もパニック発作を引き起こす要因になってしまうことが非常に多いのです。

パニック発作は「症状」、さらに進むと「パニック障害」へ

パニック発作の起こる頻度、場所、程度はその人それぞれによってさまざまです。とても激しいパニック発作に見舞われたにもかかわらず、一回限りで終わってしまう人もいれば、何回も繰り返して襲われる人もいます。

また電車に乗ると必ず起こる人、乗り物は平気なのにデパートやスーパーに行くと起こる人、家の中で起こる人、会議や面談の場になると起こる人、あるいは場所・時を選ばずに起こる人もいます。

けれど、どの人にも共通しているのが、先にチェック項目としてあげた、

■ 動悸、心悸亢進（心臓の動きが速く、強くなる）、または心拍数の増加
■ 発汗
■ 身震いまたは震え
■ 息切れ感または息苦しさ
■ 窒息感
■ 胸痛または胸部の不快感（胸が苦しい感じ）
■ 嘔気または腹部の不快感
■ めまい感、ふらつく感じ、頭が軽くなる感じ、または気が遠くなる感じ
■ 寒気または熱感（寒気がしたり、ほてったりする）
■ 異常感覚（感覚麻痺またはうずき感）
■ 現実感消失（現実ではない感じ）または離人感（自分自身から離脱している）
■ 抑制力を失うまたは〝どうかなってしまう〟ことに対する恐怖
■ 死ぬことに対する恐怖

の十三の症状のうち、いくつかが発作時に同時進行で起こっているということです。

この十三項目とは、じつはアメリカ精神医学会で定められた「パニック発作」の診断基準（DSM—V）なのですが、現在、四項目以上の症状が発作時に同時に起こり、しかも数分以内という短時間にそれらの症状が最高レベルまで到達するような場合、「パニック発作」と診断されています。

つまり〝こうした症状を数分という時間内で四つ以上示した人であれば「パニック発作」を起こしたと考えていいですよ〟ということですね。

また「パニック発作」というのは病名ではありません。あくまで、その人に起こった精神的・身体的「症状」を説明する用語にしかすぎないのです。

では死ぬほどの恐怖感を抱く「パニック発作」は病気ではないのでしょうか……？

もちろん答えはNOです。正確には、初めて「パニック発作」を経験したあとも、たびたび発作を起こすようになってしまった場合、「パニック障害（パニック・ディスオーダー）」という心の病気にかかっていると考えていいでしょう。

アメリカ精神医学会の診断基準では、パニック障害の診断を、あとに述べる広場恐怖を伴うものと伴わないものとに分けていますが、その広場恐怖を除いては、主に次のような場合が「パニック障害」の診断基準となっています。

- 発作のうちの少なくともひとつについて、次に述べる二つのうち、ひとつ以上が一カ月かそれ以上続いている。
  ①「また発作が起こるのではないか」や「発作を起こして○○になったらどうしよう」という懸念や心配が持続的にある。
  ②不慣れな状況を回避するというようなパニック発作を避けるような行動をとるようになる。
- その障害は、薬物の乱用や治療の服用（物質の生理学的作用）、または甲状腺機能亢進症や心肺疾患などのような、他の医学的疾患によるものではない。
- その障害は、たとえば社交不安症や限局性恐怖症、強迫症、心的外傷後ストレス障害、分離不安症といった他の精神疾患によってうまく説明されない。

（ＤＳＭ―Ｖより）

もしもあなたが、これまでにパニック発作を何回か経験していて〝電車に乗れなくなってしまっている〟としたら……。そう、電車に乗れない原因は、「パニック障害」にあると考えられると思います。

電車に乗れない原因はパニック障害だけに限らない

ただし、電車に乗れなくなってしまうのは、必ずしも「パニック障害だけが原因」とは言い切れません。

〝不安〟や〝恐怖〟を感じてしまい、電車に乗れなくなったり、人の大勢いる場所に出かけられなくなってしまっているとしても、パニック発作の特徴である十三の症状のうち四つ以上が見られないとしたら、原因は別の心のトラブルにあるのかもしれないからです。

実際に、「電車に乗れない」と訴えて私のもとに相談に来られる方のなかにも、パニック障害が原因ではないケースがあります。

では、パニック障害のほか、電車に乗れなくなってしまう心の病気にはどのようなものがあるのでしょうか。参考までに、いくつかご紹介しておきます。

社交不安障害（社交不安）

かつて「対人恐怖」「赤面症」「あがり症」といわれていた症状を総じて「社交不安障害」と呼びます。米国精神保健所（ＮＩＨ）の資料によると十代で発症する場合が多く、男性よりも女性に起こりやすいとされています。

他人の前に出て何かをしなければいけないようなとき、あるいは見知らぬ人に囲まれているような状況のときに、極度に緊張してしまうのが「社交不安障害」の大きな特徴といっていいでしょう。

他人の前で何かをやらなければいけないような状況になると、人は誰しも、多少なりとも緊張や不安、恐怖心を感じるものです。

ところが「社交不安障害」の人は、その緊張や不安、恐怖を極端に激しく感じてしまい、他人の前で何かをやる、見知らぬ人がまわりにいるといった状況を考えただけで、頭の中がまっ白になる、すぐに汗をかく、ふるえやほてりが起こる、こわばってしまうという症状を起こしてしまうのです。

こうした過度の緊張や不安、恐怖感をたびたび感じることによって、やがて人前に出るのが怖くなり、電車にも乗れず、レストランやデパートにも出かけられず、パーティーや結婚式などにも出席できず……といった状態が起こります。また重症の人では電話をかけるのも怖い、家から一歩も出られないといった状態になってしまいます。

「社交不安障害」がもとになって「パニック障害」を併発することもありますが、以下のような症状にあてはまる人は、まず「社交不安障害」を疑ってみたほうがよいでしょう。

■大勢の人の前で話をしたり、何かをやろうとするとき、恥をかいてしまうことに強い恐怖感を感じる。

■人前であやまちを犯してしまうこと、他人に見られていること、他人から評価されることを常に怖いと感じている。

■何かしたいこと、人に話したいことがあっても、恥をかくことが怖くてできない。

■見知らぬ人と会わなければいけないことがあると、何日・何週間も悩んでしまう。

■見知らぬ人といるときや、見知らぬ人と一緒にいなければいけない状況になると、顔が紅潮したり、手足がふるえたり、大量の汗をかいたり、吐き気を感じたりする。

■学校行事のような社会活動の場や、人前でスピーチをしなければいけないような状況があるとたいてい避けてしまう。

■こうした恐怖を遠ざけるためにお酒を飲むことが度々ある。

（米国精神保健研究所［NIH］のチェック項目より）

過敏性腸症候群

時・場所を選ばず、急に腹痛や便通異常に襲われるのが「過敏性腸症候群」という病気の特徴です。思春期から五十代まで幅広い年齢層の人がかかっていますが、最も多いのは二十代から三十代の人たちといわれています。

主な症状は腹痛と下痢または便秘で、人によって次の三つのタイプに分かれています。下痢型は男性に多く、便秘型は女性に多いようです。

■下痢型　腹痛を伴う下痢症状が一日に何回も起こります。トイレに行けば症状は改善しますが、一回の排便量は少なく、残便感や不快感が残ることが少なくありません。

■便秘型　腹痛を感じてトイレに行っても便が出にくい、出てもウサギのフンのようなコロコロとした便や細い鉛筆状の便しか出ないなど、慢性の便秘状態におちいります。

■交代型　下痢と便秘を数日間おきに繰り返します。

「過敏性腸症候群」による腹痛は、「不快感を感じる程度」という軽い状態から、お腹の中を絞られるような苦しみを伴う激しい状態までさまざまです。腹痛が軽い場合はまだなんとかがまんできますが、苦しいほどの腹痛を感じてしまうと、それ以降、腹痛が起こることが恐怖になることもあります。

また下痢型の人の場合、電車の中や店内、会議の最中、商談の場など〝すぐにはトイレに行けない〟状況で症状が起こることも多く、あぶら汗を流しながら、心身ともに苦しい思いをすることが少なくありません。

こうした状態を何回か経験してしまうことで、〝すぐにはトイレに行けない〟状況におかれることが恐怖となり、結果的に急行電車に乗れなくなる、トイレがどこにあるかわからない場所に出かけられなくなるということが「過敏性腸症候群」でも起こってしまうのです。

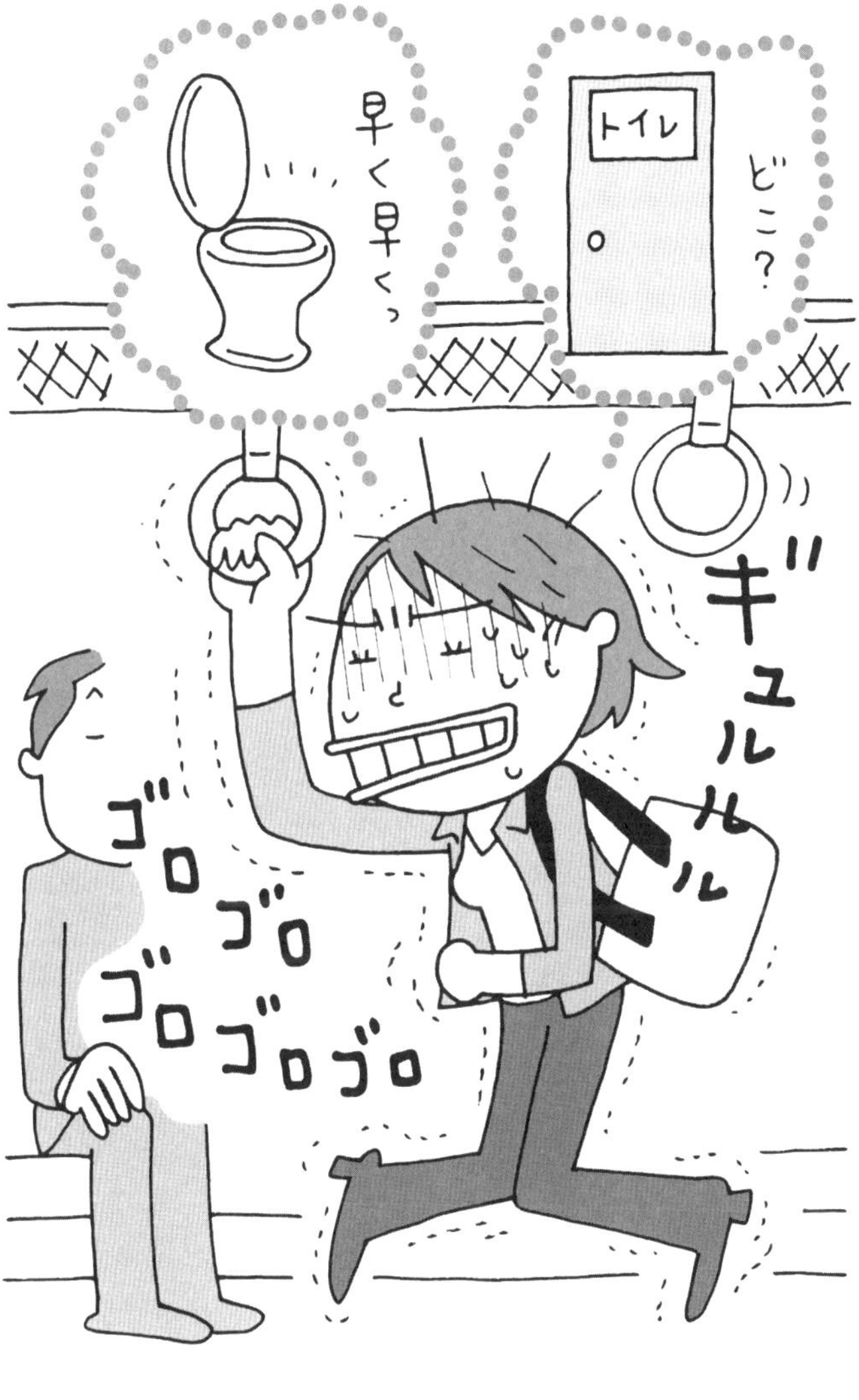
早く早くっ
トイレ
どこ？
ギュルルル
ゴロゴロ
ゴロゴロゴロ

過換気症候群

「過換気症候群」とは、はっきりとした身体的原因がないのに呼吸が突然速く多くなり（過呼吸）、空気が吸い込めない感じがして息苦しくなる、動悸がして胸が絞めつけられる、頭痛や吐き気、口のまわりや手足のしびれを感じるといった症状を起こす病気です。

状態がひどいときには全身のしびれや痙攣《けいれん》を起こしたり、失神したりすることもあり、「死ぬのではないか」という不安感を抱くことも少なくありません。

また「過換気症候群」も予期不安を伴い、一度症状を経験すると「また発作が起こるのではないか」という心配や不安感を感じてしまいます。それが結局は、「発作が起こると怖い」という思いにつながり、電車や車に乗れない、人の多い場所に出かけることができないという事態につながっていきます。

そういう意味で、パニック発作と非常によく似た症状を伴う病気です。事実「パニック障害」と「過換気症候群」を合併してしまっているケースもよく見受けられます。

ただし「パニック障害」とは異なり、「過換気症候群」の場合、その原因は、短時間に呼吸をしすぎてしまうことで酸素が過剰になり、そのため体内の二酸化炭素が不足してしまうということです。ですから、酸素を多くとりすぎないようにするだけで発作をおさめることができるのです。

その方法もいたって簡単で、鼻と口の両方を覆うように紙袋またはビニール袋や両手をあてがい、その中に息を吐き出して、その吐き出した息を再び吸い込みます。この作業を呼吸がラクになるまで繰り返して行うだけです。

「過換気症候群」は、これまでは情緒不安定な時期である十代と二十代の女性に多いといわれてきましたが、最近では年齢・性別を問わず発症しています。

女性のほうがなりやすい傾向が強いのですが、男性の中にもこの病気にかかる人が増えてきました。基本的には、年齢・性別よりも、不安を感じやすい人、細かいことが気になる人がかかりやすいといえるようです。

以上、三つの病気をご紹介しました。同じ「電車に乗れない」状態におちいっていたとしても、そのもととなる原因が「パニック障害」ではなく、こうした別の心の病気であることは案外と多いものです。

とはいっても、「社交不安障害」にしろ、「過敏性腸症候群」にしろ、「過換気症候群」

にしろ、単体で発症しているケースもあれば、「パニック障害」を併発しているケースもありますし、これらの病気が引き金となって「パニック障害」へ移行していく場合もあります。

それぞれ独立した病気とはいえ、同時に発症していることもありますから、自分で勝手に病名を決めてしまうのは危険です。「ワタシはきっとこれ！」と思っても、ちゃんと専門医にかかりましょう。

なぜワタシに起こるの？　なぜ起こらない人がいるの？

過度のストレスが心に変調を起こす

パニック発作を一回でも経験したことがある人は、全人口の一割といわれています。つまり、日本の全人口が約一億二千万人として千二百万人もの人が、この発作を体験したことがあるという計算になります。

あなたの隣の席に座っている同僚も、直属の上司も、もしかしたらパニック発作の経験者かもしれません。それほどたくさんの人がパニック発作に見舞われているわけです。

さて、そのパニック発作がパニック障害へと進んでしまっている人というのはどのくらいいるのでしょう？　その数は約百二十万～三百万人、すなわち百人に一～三人がパニック障害であるといわれています。

多大な不安を抱えて電車に乗れないような状態になってしまっている人は、決してあなただけではないのです。

これだけ多くの人が経験しているにもかかわらず、パニック発作がなぜ起きるのかというメカニズムについては、じつはまだハッキリとしたことは特定されていません。

パニック発作の特徴は、〝突然〟に、〝死の恐怖を感じさせる〟ような激しい身体発作が起きること、発作自体は短くて数分、長くても三十分〜一時間程度でおさまってしまうというものです。

そして何よりも、パニック発作を起こした人の大半が、そのような発作を起こす原因にとりたてて思いあたるふしがないという点が際立った特徴といえるでしょう。発作を起こしたとして、「どうして自分がパニック発作を起こしたのかわからない」という人が多いのです。

ですが、このような症状が起こるということは、やはりどこかに誘因となるものが存在することは間違いありません。

では、それはなんでしょうか。

ひとついえることは、ストレスとの関係です。

現代社会で生きる以上、どのような人もストレスにさらされながら毎日をすごしていきます。適度なストレスは、生きていくうえで人間にとって必要なものですが、そのストレスが過多になると自律神経失調症や胃・十二指腸潰瘍、気管支喘息など、いわゆる「ストレス病」と呼ばれる病気へと発展してしまうことがあります。

パニック障害についても、ストレスの負荷が心を圧迫してしまって、心や体に症状としてあらわれている状態といえます。

現代社会に生きる人は多かれ少なかれなんらかのストレスを抱えながら暮らしているため、誰もがパニック障害を発症する可能性をもっています。

ただ、意外に感じる方もいらっしゃるかもしれませんが、パニック障害になりやすい人は、基本的にストレスをためこんだまま耐えてしまう人、ある程度のストレスならグッとこらえてしまう人が多いようなのです。

つまりまじめでがまん強いのですが、それだけにストレスがある限度を超えると発作を起こしてしまう。ストレスとパニック発作との関係でいうと、そのようなパターンが多い印象があります。

パニック障害とストレスとの関連性でいわれていることは、日ごろの生活の中で蓄積されているストレスがありながらそれに気づかず、そこに仕事上での大きな変化や身近な人との別離、引っ越しなどの生活環境の変化、女性であれば結婚・出産といったライフスタイルの変化が加わることでストレスが一気に高まり、パニック発作を引き起こしやすくなるということです。

初めてのパニック発作は、こうしたことが誘因となって起こる場合も少なくありません。またおさまっていた発作が再び起きてしまう際にも、なにか大きなストレスが引き金となっていたということがあります。

したがってストレスがたくさんたまっているような状態のときは、「変化」に注意が必要ということです。

となると、自分が今どのくらいストレスを受けているのかしら……と知りたくなるのが人間です。そこで簡単なテストを用意しました。自分が今どのレベルのストレス状態にあるのかをチェックしてみましょう。テストはあくまで目安にすぎませんが、自分のストレス状態を大まかにつかむ参考にはなると思います。

あなたのストレスレベルをチェックしよう

最近1カ月のあいだで、思いあたるものに○をつけ、その数を数えてください。

①	風邪をひきやすく、治りにくい	
②	手、足が冷たい	
③	手のひらやわきの下に汗をかく	
④	急に息苦しくなる	
⑤	動悸が気になる	
⑥	胸が痛くなることがある	
⑦	頭がスッキリしない（頭が重い）	
⑧	目が疲れやすい	
⑨	鼻づまりすることがある	
⑩	めまいを感じることがある	
⑪	立ちくらみがする	
⑫	耳鳴りがすることがある	
⑬	口のなかが荒れたり、ただれることがある	
⑭	のどが痛くなることがある	
⑮	好きなものでも食べる気がしない	
⑯	食後胃がもたれている気がする	
⑰	腹が張ったり、下痢や便秘になることがある	

⑱	肩がこったり、首筋が張ることがある	
⑲	背中や腰が痛くなることがある	
⑳	体がだるく、なかなか疲れがとれない	
㉑	体重が減ってやせてしまう	
㉒	なにかするとすぐに疲れる	
㉓	朝、気持ちよく起きられない	
㉔	仕事をやる気が起こらない	
㉕	寝つきが悪く、眠りが浅い	
㉖	一晩のうち何度も夢を見ることがある	
㉗	深夜に目がさめると、その後寝つけない	
㉘	人と会うのがおっくうに思える	
㉙	ちょっとしたことで腹を立て、イライラすることがある	
合　計		個

○の数
5以下…………ほとんどストレスはない状態
6〜10…………平均的なストレス状態
11〜15…………中等度のストレス状態
16以上…………重度（慢性）のストレス状態

○の数が11以上で、ストレスレベルが中等度以上だった人は、パニック発作を引き起こす可能性が高くなっているといえます。自分に適した方法でストレスの軽減を図るようにしましょう。

パニック発作を起こしやすい人の特徴がある？

ただしパニック発作は、すべてストレスが原因となって引き起こされるわけではありません。ストレスだけが悪者というわけではないのです。

なぜなら、多大なストレスを感じながらもパニック発作を起こさない人、発作は経験したことがあるがパニック障害にまでは至らない人もまた、多数存在しているからです。

同じようにストレスレベルが高いにもかかわらず、パニック発作を起こしてしまう人とそうではない人がいる。その違いには、その人自身の特徴が大きくかかわっているとされています。

つまりその人の特徴によって、パニック発作を起こしやすい人と起こしにくい人に分かれるというわけです。発作を起こしたとして、それがパニック障害へ進んでしまうかどうかも、こうしたタイプ的な傾向が関係しているといっていいでしょう。

たとえばこれから紹介するカオリさんの場合、本人も気づかない間にかなりのストレスがたまっていたうえ、カオリさん自身もパニック発作を引き起こしやすいタイプであったことが、カウンセリングの中で明らかになりました。

カオリさんのケース

カオリさん（仮名・二八歳）の職場は小さな広告代理店です。入社して五年、カオリさんは、現在PR誌の編集を担当しています。

その日もいつもと同じように仕事をこなして、帰路につきました。

〝今日は家でゆっくりビデオでも観ようかしら……〟

そんなことを漠然と思いながら、つり革につかまって電車に揺られていたときです。カオリさんは急に体に違和感を感じました。

心臓の鼓動が急激に速くなっていきます。頭の中でグワーングワーンと大きな鐘の音が鳴り響いたかと思ったら動悸が激しくなり、手足がガクガクとふるえてきました。

〝ど、どうしちゃったの!?〟と思う間もなく、今度はひどいめまいに襲われました。あぶら汗が浮かんできて、目の前のものが急速に色を失っていきます。動悸はよりいっそう激しくなり、心臓が口から飛び出してしまいそうな勢いで大きくうねるように脈打っています。やがて断続的に胸に痛みが走り、立っていられなくなりました。

ラッシュのピークは過ぎているとはいえ、車内はまだ帰宅途中のビジネスマンたちで混み合っています。自分の体に起きた異変に戸惑い、〝誰か助けて！〟と思う一方で、〝こんなところで倒れたら恥ずかしい〟という気持ちが働きます。

しかし症状はどんどんひどくなっていきます。そのうち呼吸までも苦しくなってきました。〝もうダメ……。座りたい！　誰か席をゆずって！〟と心の中で叫んだとき、電車が次の急行停車駅に到着したのがわかりました。目の中に飛び込んできたホームのベンチ。

〝とにかくあそこへ行かなくちゃ〟

ドアが開くと同時に転げるように電車を降り、ヨロヨロとベンチにたどり着いて体を横たえましたが、呼吸は相変わらず苦しく、心臓も、「ドックン」という音が聞こえてきそうなほど激しく動き続けています。手足のふるえもおさまりません。

血管が収縮し、〝死んじゃう！〟という恐怖感が体中にあふれてきました。とてつもない不安と恐怖で、カオリさんの頭の中は混乱し、パニックにおちいっていきました。

ホームにいた人たちが異変に気づいて駆け寄ってきました。「駅員を呼んで来い！」「救急車を呼べ！」と叫ぶ誰かの声が遠くに聞こえます。

どのくらいの時間が過ぎたでしょうか。カオリさんを突然襲った激しい症状はスーッと潮が引くようにおさまっていき、連絡を受けた駅員が駆けつけたころには、まるで何事もなかったかのように消えていました。

いったい何が起こったのか、本人にもさっぱりわかりません。横たわっていた体を起こし、ベンチに腰かけたまま、カオリさんはしばらく呆然としていました。その日は電車に乗って帰る気がせず、とりあえず駅前からタクシーを拾って家に戻ることにしました。

翌日、カオリさんは自宅近くの総合病院を訪れました。あんな症状が起こるなんて、どう考えてもどこか体に異常があるとしか思えません。内科を受診し、医師に昨日の症状を説明すると、血圧と脈拍を調べ、血液検査や心電図などの検査をしてみることになりました。ところが検査の結果、どこにも異常が見あたらなかったのです。

腑に落ちない気持ちのまま病院をあとにしたカオリさん。〝疲れていたのかもしれない。きっとストレスがたまっていたんだ〟と自分に言い聞かせると、いい知れぬ不安を吹き飛ばすかのように、会社に向かうため急ぎ足で駅へと歩き始めました。

*

この、初めてのパニック発作を起こす前、カオリさんの仕事環境に大きな変化がありました。自分の担当していたPR誌のクライアント先で人事異動があり、窓口となる担当者が変わっていたのです。

それまでの担当者は広報畑が長く、定期刊行物を出すということについて多少知識がありました。社内の調整も段どりよく進めてくれて、ちょっとしたトラブルにもすぐに対応してくれるなど、カオリさんにしてみれば仕事のやりやすい相手だったといえます。

ところが新しく変わった担当者は総務部から異動してきた人物で、すべて上司にお伺いを立ててからでなければ動かないタイプでした。それゆえスケジュールも狂いがちで、カオリさんはたびたびスケジュール調整に苦労しなければならなくなったのです。

しかも新規担当者は、クライアント側の問題で発生したミスについても、その責任のすべてをカオリさんに押しつけてくるような人物でした。

カオリさんにしてみれば、デザイナーや印刷所の人たちに頭を下げてまわる回数が増えたばかりか、非のないミスについてまでクライアントに謝罪しなければいけないという理不尽な思いを何度か体験していました。

そのようなことがたび重なり、大変な心労を抱えていたはずなのですが、カオリさんはストレスを感じていることをあまり表面には出さなかったようです。社内では面倒見のよいアネゴ肌と見られており、どちらかといえば人に助けを求めず、なんでも自分でがんばって解決しようというところがありました。

仕事に関しても完璧主義的な傾向があり、何度チェックしても「どこか間違いを見逃していないか」と気になってしかたがないという神経質な一面をもっていました。

カオリさんによれば、小学生のころからこのような傾向があったといいます。翌日、学校にもっていく持ち物を揃えて寝床に入るものの、「何か忘れているのではないか」と不安を感じては、何度も持ち物チェックを繰り返すような子どもだったそうです。

クライアント側の担当者と関係が良好だったときは、そうした神経質な一面が仕事の場面においてよい方向に発揮されていたのでしょう。まわりの人のカオリさんへの評価は「しっかりしている」「責任感が強い」「安心して仕事を任せられる」というものばかりでした。カオリさん自身、このように見られていることを誇りに感じていたといいます。同時に、その評価がくずれることを、ひそかに心の中で恐れていました。

その評価がくずれそうな（と、カオリさんが感じた）一件がもちあがりました。できあがったPR誌にミスがあったことがわかったのです。クライアントの住所の郵便番号が一部違う数字になっていたというミスでしたが、その件でカオリさんは上司とともにお詫びのため、クライアントのもとへ出向くことになりました。
「こんな初歩的なミスをするなんて君らしくないな」という上司の言葉にうなだれるカオリさん。例のパニック発作がカオリさんを襲ったのはそれから数日後のことだったのです。

カオリさんのように、神経質なところがある人、強迫的な側面がある人はパニック発作を起こしやすいといわれています。
「鍵をかけただろうか」「忘れたものはないだろうか」「何か見落としているのではないか」という心配から逃れられない人は、日ごろから不安を抱きやすい人といえます。

不安に敏感であるがゆえに、少し動悸がしただけで「心臓病ではないか」「死んでしまうのではないか」といった不安をどんどんふくらませて、自分の心の状態をより悪い方向にもっていきやすいのです。それゆえ、不安を抱えやすい傾向がある人はパニック発作を起こしやすいといってよいでしょう。

と書くと、やっぱり「ワタシはどうなの？」と知りたくなりますね。自分が「不安を抱えやすいタイプ」かどうか、「どのくらい不安を抱えている状態」なのか知りたいという方は、次のテストでチェックしてみてください。

あなたは不安を抱えやすいタイプ？——特性不安尺度

各項目で、自分にあてはまる状態をチェックし、合計点を出してみましょう。特性不安が高かった方は、性格的に不安を抱えやすい傾向がある人といえます。

		ほとんどない	ときどき	しばしば	いつも
1	気分がよい	4	3	2	1
2	疲れやすい	1	2	3	4
3	泣きたいような気持ちになる	1	2	3	4
4	ほかの人のように幸せだったらと思う	1	2	3	4
5	すぐに心が決まらずチャンスを失いやすい	1	2	3	4
6	心が休まっている	4	3	2	1
7	落ち着いて、冷静で、あわてない	4	3	2	1
8	問題があとからあとから出てきて、どうしようもないと感じる	1	2	3	4
9	つまらないことを心配し過ぎる	1	2	3	4
10	幸せな気持ちになる	4	3	2	1
11	ものごとをむずかしく考えてしまう	1	2	3	4

12	自信がないと感じる	1	2	3	4
13	安心している	4	3	2	1
14	危険や困難を避けて通ろうとする	1	2	3	4
15	憂うつになる	1	2	3	4
16	満ちたりた気分になる	4	3	2	1
17	つまらないことで頭がいっぱいになり、悩まされる	1	2	3	4
18	何かで失敗するとひどくガッカリして、そのことが頭を離れない	1	2	3	4
19	あせらず、ものごとを着実に運ぶ	4	3	2	1
20	そのとき気になっていることを考え出すと、緊張したり、動揺したりする	1	2	3	4

男性	女性	
23点以下	23点以下	非常に低い
24〜32点	24〜33点	低い
33〜43点	34〜44点	普通
44〜52点	45〜54点	高い
53点以上	55点以上	非常に高い

スピールバーガー、C．D．原著　日本版ＳＴＡＩより（三京房　承認済）

あなたの現在の不安度はどのくらい？――状態不安尺度

各項目で、自分にあてはまる状態をチェックし、合計点を出してみましょう。
状態不安が高かった方は、現在なんらかの原因から不安感情が高い人です。

		まったく違う	いくらか	まあそうだ	その通り
1	気分が落ち着いている	4	3	2	1
2	安心している	4	3	2	1
3	緊張している	1	2	3	4
4	くよくよしている	1	2	3	4
5	気楽だ	4	3	2	1
6	気が転倒している	1	2	3	4
7	何か悪いことが起こりはしないかと心配だ	1	2	3	4
8	心が休まっている	4	3	2	1
9	何か気がかりだ	1	2	3	4
10	気持ちがよい	4	3	2	1
11	自信がある	4	3	2	1
12	神経質になっている	1	2	3	4

13	気が落ち着かず、じっとしていられない	1	2	3	4
14	気がピンと張りつめている	1	2	3	4
15	くつろいだ気持ちだ	4	3	2	1
16	満ちたりた気分だ	4	3	2	1
17	心配がある	1	2	3	4
18	非常に興奮して、体がふるえるような感じがする	1	2	3	4
19	何かうれしい気分だ	4	3	2	1
20	気分がよい	4	3	2	1

男性	女性	
22点以下	21点以下	非常に低い
23〜31点	22〜30点	低い
32〜40点	31〜41点	普通
41〜49点	42〜50点	高い
50点以上	51点以上	非常に高い

スピールバーガー、C.D.原著 日本版STAIより（三京房 承認済）

「他人の目」を気にしすぎる人も要注意

さらに「不安に対して敏感か」というだけではありません。パニック発作を起こして私のところを訪れる人たちには、こんな方がとても多いようです。

それは「他人の目を人一倍気にする」ということです。

もちろん、ひと口に「他人の目を気にする」といっても、その気にしかたは人それぞれ。たとえば女性の場合、非常に容姿に気をつかっている方が多いという印象があります。きっとそれも、人から見られるということを意識してのことではないかという感じがします。

また男性・女性に限らず「仕事ができる優秀な人間に見られたい」「バリバリ仕事をしていると見られたい」という思いが人一倍強く、常にこうした部分を意識して仕事をしているような人も多いですね。

「他人の目を気にする」傾向がとても強い人たちは、「見られる」ことを意識するあまり、多大なプレッシャーを感じながらも「こう見られたい人」を演じ続け、ストレスをためてしまった結果、自分に限界がきてしまうようです。

ほかに、

■何事にも几帳面で完璧主義
■きまじめで責任感が強く、徹底的にやりたがる
■潔癖主義
■変化を好まない
■感じやすく、傷つきやすい
■引っ込み思案
■自分に自信がない
■依存心が強い
■自己中心的でわがまま
■柔軟性が乏しく、融通がきかない
■人あたりがよく、いつも明るく振る舞うが、感情の起伏が激しい

こうした傾向がある人たちもパニック発作を起こしやすいタイプといわれています。

そこから考えてみると、同じような誘因をもちながらパニック発作を起こしてしまう人（さらにパニック障害に至ってしまう人）とそうではない人の違いは、やはり「不安要因を探してしまうかどうか」というところにあるのかもしれません。

人の目を気にする、人に見られたい自分を演じ続けるということも、別の見方をすれば、「ダメな人間と思われたくない」「だらしない人間に見られたくない」という恐れから、常に「どう見られ、どう評価されているか」という不安を抱えやすく、不安に敏感に反応してしまう人といえます。

逆にいえば、漠然と不安を感じながらも「まあ、なんとかなるさ」と思えるような人や、「ほどほどでいいかな」「自分のできる範囲でやれればいいや」と思えるような人はパニック発作を起こしにくい、あるいはパニック障害へと進みにくい人といえるでしょう。

すなわち「不安」というものに過敏になりすぎないこと、考えすぎないこと、自分自身を追いつめないことが、この病気を起こさない・ひどくさせないひとつのポイントといっていいかもしれません。むずかしいかもしれませんが、パニック障害になりやすい傾向のある方は、ある意味、いい加減でダラシナイ生き方を目指すといいのかもしれませんね。

PART 3

「電車に乗れないのは病気だったから！」

パニック障害という病気

病院で見つかりにくいのはなぜ?

パニック障害は「不安障害」の一種

突然、動悸が激しくなる、めまいがする、胸が痛む……。脳貧血や心臓発作にも似たような急性の発作を起こすのがパニック発作です。この発作を繰り返し発症すると、パニック障害という病気にかかっていることになりますが、じつはパニック障害は、近年のストレス社会が生んだ病気というわけではありません。

たとえば日本では、江戸時代にすでにパニック発作と同じ症状を起こす病気があることが知られていました。当時は「驚悸《きょうき》」という名前がつけられていましたが（それにしてもすごい呼び方です）、江戸時代前期に使われていた漢方医向けの医学辞典にも、「驚悸」の名でまさにパニック発作のことが書かれています。

また欧米でも、一八〇〇年代には「不安神経症」という病気の中のひとつとして、パニック発作と同じ症状を示すものがあることがわかっていました。

不安神経症を発見したのは有名な神経科医であり精神分析家であったジグムント・フロイトですが、当時フロイトは自分が診ていた患者の中に、さまざまな不安からノイローゼ（神経症）になっている人たちがいることに気づいたのです。

「不安」をベースに生まれるノイローゼを、彼は「不安神経症」という一群の病気として独立させました。

不安神経症と診断された人たちは、いずれも漠然とした恐怖感があって、心理状態は落ち着かず、ふるえやめまい、動悸、不眠などを起こしやすいという特徴をもっていました。

しかも不安の理由ははっきりとせず、苦痛が大きくて、普通の生活を営むことができない。こうした状態が長く続いて、生活自体が変化してしまう。「ふるえや動悸などの症状がまた起こるのではないか」という不安を常に抱えている、といった共通点があったのです。

ところが「不安神経症」と診断をつけて治療を始めたものの、その治療に対する効果のあらわれ方は千差万別でした。そのころの治療は精神分析が主流でしたが、そもそも不安神経症がどのように発症するのかということが、当時はまだハッキリとわかっていなかったのです。

やがて一九五〇年代に入り、イミプラミンという治療薬が開発されました。イミプラミンがどのような病気に効果をあげるのかを研究していたアメリカの精神薬理学者ドナルド・クラインは、ときとして激しい発作を起こす不安神経症の患者たちにこの薬を投与してみました。

すると、イミプラミンを投与することで、患者たちの不安発作の症状が軽くなることに気づいたのです。一方で、イミプラミンは急性の不安発作を抑える力は優れているものの、慢性的な不安症状を軽減させる効果、恐怖症を治す力は弱いこともわかりました。

クラインは、この治療研究の結果から、「不安神経症にはどうやら二種類のものがあるらしい」との仮説を立てたのです。

クラインの仮説がもとになって、その後、不安神経症に関する研究が進み、やがて急性の不安発作を起こす不安神経症と、慢性的に不安状態におかれてしまう不安神経症とは、発症のメカニズムも原因も異なるものであることが明らかになりました。

その後、一九八〇年になって、アメリカ精神医学会が作成する診断基準の第三版「ＤＳＭ—Ⅲ」において、初めて急性の不安発作を起こす不安神経症に「パニック障害」という名前がつけられました。

パニック発作が起こるメカニズム

説明してきたように、パニック障害は以前は独立した病気としてではなく、さまざまな神経症をごっちゃにした「不安神経症」という大きなグループに含まれるものでした。

当時、不安神経症という病気は、心理的・精神的なものが原因となっている心因性のものという考え方が一般的でした。それだけに、治療の現場でも、ともすれば「気のもちようで治る」「性格や心に受けた傷が原因」「親の育て方の問題」などといわれてきました。

しかしパニック障害が独立したひとつの病気であるとされるようになって以後、パニック障害の最大の特徴であるパニック発作が、どのようなメカニズムで起こされるのかが研究によって明らかにされてきています。

もちろん、まだ百パーセント解明されたわけではないのですが、現在のところ、パニック障害は、かつていわれていたような心因性のものではなく、脳機能の異常によって引き起こされるのではないかというのが主流の考え方になってきました。

では、そのメカニズムとはどういうものでしょうか。

脳の中に「青斑核《せいはんかく》」と呼ばれる部分があります。これは「脳幹」と呼ばれるエリアにあるものですが、身体にとって危険だという情報を感知したときに、ノルアドレナリンという神経伝達物質を出して危険警報を発する役割を担っています。

パニック発作を起こす人は、この「青斑核」の部分が萎縮していたり、過敏に反応しやすくなっているなど、ちょっとしたことで警報を発しやすく、ノルアドレナリンのバランスがくずれてしまう傾向が強いようです。

またもうひとつ、不安感情と関係している脳内物質セロトニンのバランスの乱れも、パニック発作を誘発しやすい状況をつくり出しているのではないかといわれています。

さらに、こうした脳内メカニズムが異常に働くことによって何回も不安発作を繰り返していると、学習の中枢である大脳辺縁系に不安と発作の関連が記憶されてしまい、不安を感じる↓発作を起こすというメカニズムが働いてしまうようになります。

そのほか、これまでの研究成果として、次のようなものがパニック発作を引き起こす誘因になりやすいといわれるようになりました。

■カフェイン
■アルコール
■カルシウム不足
■乳酸ナトリウム
■二酸化炭素
■高カルシウム血症など

いずれにしても研究では、パニック障害は現在、脳を中心とする生体反応の異常が原因で起こるという説が一般的です。かつての不安神経症でいわれていたように、その人の性格に大きな問題があって起こるもの、無意識の中の心の傷、親の育て方が原因となって起こるものではないと考えられてきているのです。

パニック障害の患者さんは、発作を起こすことについて、ともすれば自分の育ち方に原因があると考えたり、自分自身の性格の弱さを責めがちになります。でも、そうではないのです。

しかも、「ワタシが悪いのね」と考えてしまうと、カウンセリングなどの効果もなかなかあらわれてくれません。

発作は脳機能の誤作動によって起こっているといえますので、「電車に乗れなくなってしまったのは、自分が弱いから」「もともとの性格がおかしいから」といった考え方は、できる限りもたないようにしていただいたほうがよいのです。

だから内科では見つかりにくい

パニック発作を初めて体験した人は、その発作の激しさから、「どこか体が悪いのではないか」と考えがちです。それは至極当たり前ですね。事前にパニック発作の知識をもっている人でない限り、その発作が「パニック発作である」と思いあたる人はいませんから。

ですので、病院に行こうと考えたとき、まずは内科へ、という方が圧倒的でしょう。

もちろん、内科で体の異常について検査してもらうことはとても大切です。というのも、内科的な病気の中にはパニック発作と似たような症状を示すものもあるからです。

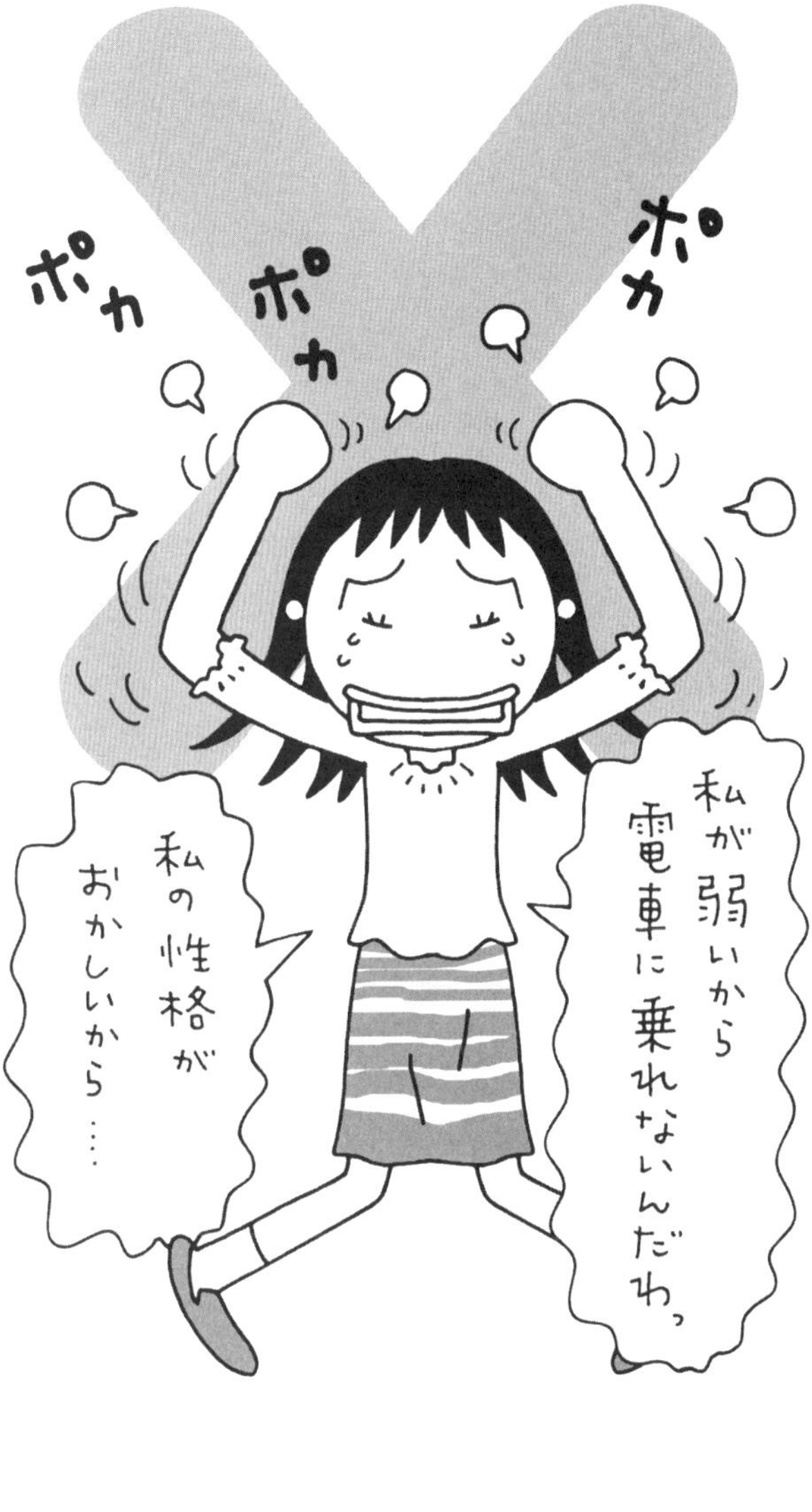
ポカ
ポカ
ポカ
私が弱いから電車に乗れないんだわっ
私の性格がおかしいから……

たとえば、狭心症や不整脈、心臓疾患など、本当に循環器に異常があって似たような発作を起こしたような場合は内科での治療が必要となります。また甲状腺機能亢進症《こうしんしょう》やメニエール病、更年期障害もパニック発作と似たような症状を起こす病気として知られており、これらも内科的な治療が必要な病気です。

こうした病気の有無を発見するためにも、まず内科でいろいろな検査をしてもらうのは、とても大事なことです。

しかし、起こした発作がパニック発作であった場合には、内科的な検査ではどこも異常が見つからないことが多いのです。

カオリさんも、初めての発作を起こした翌日、総合病院の内科を受診してさまざまな検査を受けました。内科で行われる検査としては、尿検査、血液検査、心電図、CTスキャンのような検査が主だったものですが、パニック障害ではこれらの精密検査を受けても「異常なし」といわれてしまうか、「貧血」「低血圧」「自律神経失調症」などを指摘される場合がほとんどでしょう。

そしてその時点で、「そんなはずはない」と途方にくれてしまうパニック障害の患者さんたちも少なくないのです。

カオリさんにしても、検査の結果はどこも異常なしでした。ですが、「死ぬような恐怖」を伴う激しい発作が起きた。このことは紛れもない事実ですから、患者さんにしてみれば、検査結果に異常はないといわれても心の不安は解消されません。

そこで内科医に対して必死に症状を訴えるわけですが、多くの場では「自律神経失調症」「ストレスからくる身体の異変」などといわれてしまうことが少なくないようです。

内科にかかってもどうにも解決できない——これは精神科以外の医師のあいだに、この病気に関する認識があまり行き渡っていないということが要因のひとつといえるでしょう。

それゆえ、残念ながら現状では、ほかの診療科の医師に違う病名で診断がつけられたり、原因を見つけてもらえなかったりするケースも多いのです。

それでも内科医などが精神科での受診を勧めてくれればよいのですが、そうではない場合、「体には問題がないので、しばらく様子を見てください」とだけいわれて帰されてしまうことになります。

「またあの症状が起こったらどうしよう、怖い」と感じている患者さんには、治療をしてもらえず、発作への不安を抱えながらの生活を余儀なくされる状況は、さらに恐怖と不安をかきたて、病状を悪化させることにつながってしまいかねません。

人によっては、原因が見つからないことで「少しの検査では発見されないような重大な病気にかかっているのでは」と過剰に思い込んで、方々の病院を受診してまわるドクター・ショッピングにおちいってしまうこともあります。

ですので、発作が起きたあとに内科で検査をしてもらい、そのときもしも「体に異常なし」と診断されたなら、一刻も早く心の専門家に相談するようにしていただきたいと思います。

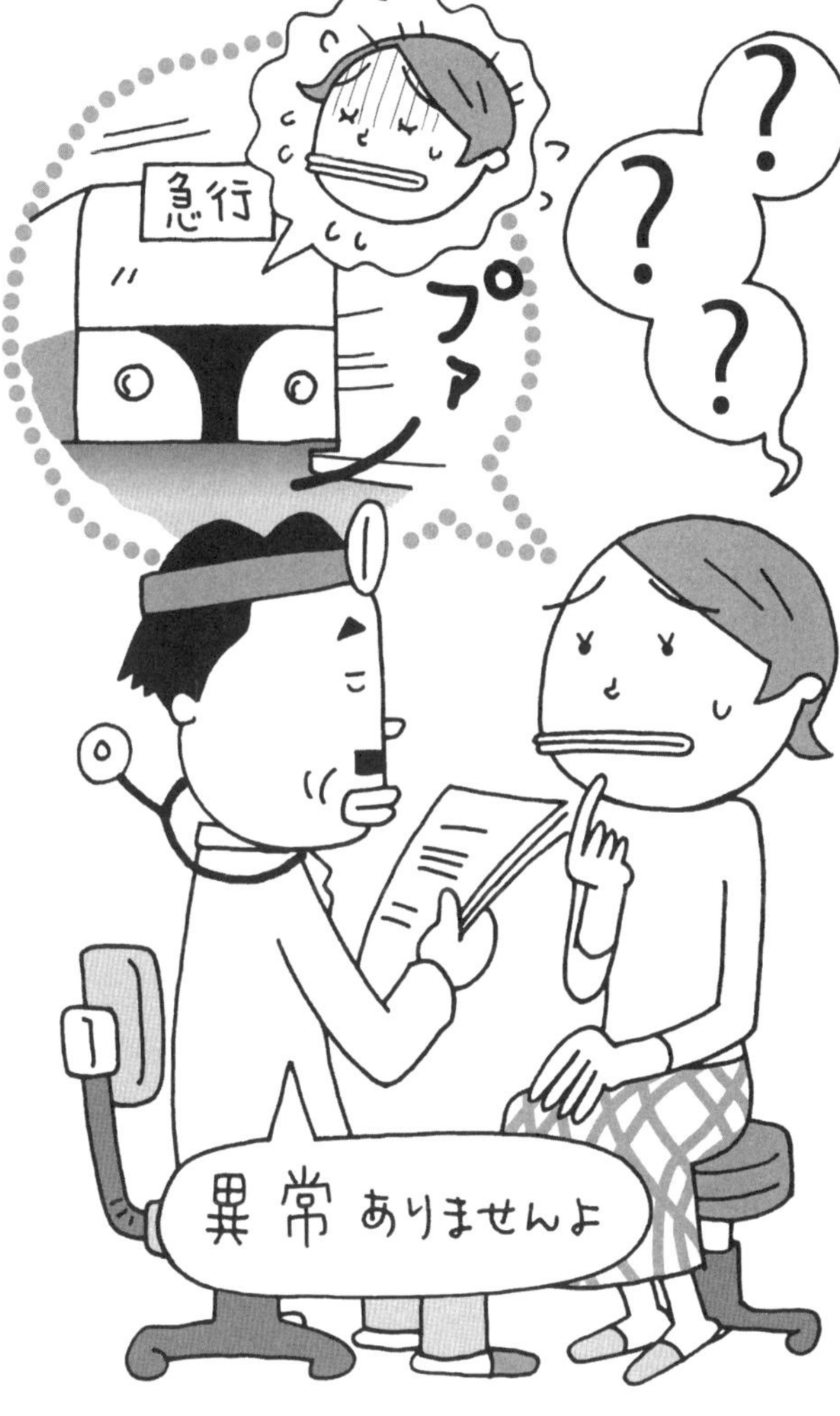
急行
プァ〜ン
???
異常ありませんよ

パニック発作が進行していくと……？

放っておくと勝手に急成長してしまう

パニック発作が起こっているあいだ、発作を起こしている本人は非常な恐怖と不安、そして苦痛と闘っています。この苦しさはパニック発作を経験した人でないとなかなか理解できないでしょう。

かくいう私も、この発作自体は何度か経験したことがあります。専門家として知識をもっているにもかかわらず、発作の最中はやっぱり恐怖、恐怖の連続でした。それだけパニック発作は強烈なのです。

発作自体は、時間にしてほんの数分、長くて一時間程度でおさまってしまいますけれど、その数分間の体験は患者さんにとって強烈な恐怖体験として残ってしまいます。

特に、それまで心身になんの異常もなかった人が、突然予期しないパニック発作を起こしたときなどは、初めて「死の恐怖」を身をもって体感することになるわけです。ですから、発作を起こした場所・時間帯・そのときおかれていた環境の記憶とともに、しっかりと恐怖の記憶が刻み込まれてしまうのです。

たいていの場合、一回でも発作を経験してしまうと、刻み込まれた恐怖体験から逃れることができず「怖い発作だった」「次はいつ起こるのか」「また起こったらどうしよう」という不安感を抱えこんでしまいます。

その不安どおり、二回目のパニック発作が起きると不安感はさらに強まります。しかも二回目の発作が前回と同じ条件で起こるとは限りません。電車の中でパニック発作に見舞われた人が、次は会議中に発作に襲われるということもあるのです。

パニック障害は「不安が不安を呼ぶ」病気と呼ばれていますが、発作後に感じる不安は、「また起こったらどうしよう」というものから、

「人前で起こったらどうしよう」

「人前で吐いてしまったら、粗相をしてしまったら」

「ヘンな目で見られたら」

「気絶したら」

「頭がおかしくなってしまったら」

「死んでしまったら」

など、さまざまに派生していきます。

パニック発作と予期不安のサイクル

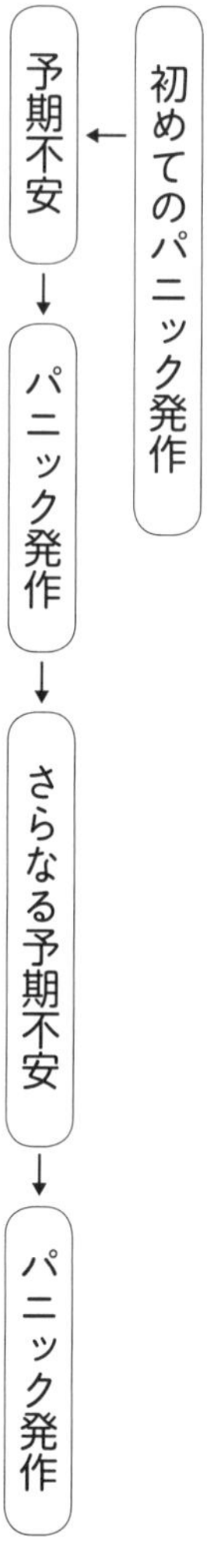

これらを「予期不安」といい、パニック障害の初期の段階では、パニック発作と予期不安の繰り返しが症状の大半を占めているのです。

ところが、初期段階で適切な治療を受けられないと、パニック発作と予期不安の悪循環はその後さまざまな二次的症状を引き起こしていきます。「電車に乗れない」というのも、まさにその典型的な症状のひとつといっていいでしょう。

PART2で紹介したカオリさんも、初回の発作以後、二次的症状を見せるようになってしまいました。

カオリさんの二次的症状

電車でパニック発作を起こした日から、カオリさんの心の中には「発作への恐怖」が芽生えていました。内科で検査をしてもらい「どこにも異常は認められません」といわれたことも心に引っかかったままでした。

異常がなければ、あんな状態になるはずがない。あそこの病院の検査はいい加減だったのではないかしら。本当は大変な病気にかかっているのかも……。そう思うと、不安はますます募っていくばかりです。

また電車に乗ることにも少なからず不安を覚えるようになっていました。発作からしばらくは「電車に乗っていたら、またあの症状が起きてしまうのではないか」と考えて、ビクビクしながらつり革につかまっていました。

カオリさんの中には、発作の原因がわからないことへの不安、また発作が起こることへの不安が常にあったのです。

そんな心理状態でいたとき、二回目の発作が起こりました。ある朝の通勤電車の中。その日は朝一番に直接クライアントを訪ねて打ち合わせを行う予定だったのですが、当日の朝になって打ち合わせに必要な資料を会社に置き忘れてしまったことに気づきました。

カオリさんは急遽、会社に立ち寄ってから打ち合わせに向かうことにしました。時間的にはギリギリです。「間に合うかしら」と焦る心で急行電車に乗りこんだ瞬間、嫌な予感がしました。

なんとなく背中側の心臓のあたりが凝ったような感じで重くなり、胃のあたりにもボワンとした不快感が生じてきたのです。

「気のせい」と言い聞かせて電車に乗り込みましたが、案の定、電車が駅を発車してまもなく、心臓のドキドキが始まりました。ドキドキはやがてバクバクへと変わり、激しい胸の痛みが襲ってきました。呼吸も苦しくなり、吐き気もします。

全身に冷汗をかきながら、カオリさんは発作と闘っていました。乗ったのは朝の通勤快速で、通常よりも通過駅数が多い電車です。次の停車駅までは、まだ五分くらい電車に乗っていなければなりません。

「気持ちが悪い。ここで吐いたらどうしよう」「これ以上、電車に乗っていられない。降りたい、帰りたい」「でも会社に行かなくちゃ。休めない」「苦しい、息がつまる。死んじゃいそう」

苦しさと恐怖感で混乱している頭の中に、さまざまな思いが巡ります。しかし走っている電車から降りるわけにもいかず、カオリさんはすがるような思いで、ひたすら早く駅に着くことだけを願っていました。

電車が駅に到着したころには、パニック発作もだいぶ落ち着いてきましたが、カオリさんは電車に乗り続ける勇気がなく、会社に連絡を入れて、打ち合わせには代わりの人に行ってもらうようお願いし、その日は会社を休むことにしたのです。

この日からカオリさんは、急行電車に乗ることを避けるようになりました。「もし、また発作が起こったら……。急行だとすぐに降りられない」と思うと、怖くて急行に乗れなくなってしまったからです。

それからは少し早めに家を出て、各駅停車で通勤するようにしました。ところが「各駅なら大丈夫」と安心していたにもかかわらず、やがて各駅停車の車内でもパニック発作が起こるようになってしまいました。

何回かパニック発作を体験し、カオリさんには発作がくる前の予兆もわかり始めました。頭の中でグワーンと鐘の鳴るような感じがして、なんとなく背中の裏側が重くなる——そんなときは必ずといっていいほど発作がやってくるのです。

朝、その予兆を感じたときは会社に出かけることもできなくなり、カオリさんはたびたび会社を休むようになっていました。

発作は電車の中だけではなく、バスやタクシーなどに乗っているときにも起こるようになりました。乗り物だけではなく、クライアントとの打ち合わせ中、会議の最中、街中でショッピングをしているときにも何回か起こるようになり、カオリさんはそのうち外出することができなくなってしまったのです。

会社に行ける日も数える程度になり、担当していたPR誌の仕事からは外されることになりました。責任感が強く、何事にもきっちりしていたいカオリさんにとって、仕事で責任を果たせないというのは、とてもツライ状況でした。

なによりも〝社内の人やクライアントからどう思われているだろうか〟と思うと、たまらない気分になりました。

「社会人として失格だ」「自分の性格が弱いからこんなことになっているんだ。なんて情けないんだろう。私は人間としてダメなんだわ」と、自分を責める毎日が続きます。

なんとかこの状態から抜け出そうと、調子がよさそうな日は「発作が起きたら」という不安感を無理やり抑え込んで電車に乗ってみたり、街中に出かけてみたりもしました。なかには何事もなくすんだ日もありましたが、やはり発作を起こすほうが大半でした。

「突然死をしてしまうような悪い病気にかかっているのではないか、心臓か脳に隠れた病気があるのではないか」という不安も強まる一方です。

有名な大学病院から、評判のいいクリニックまで、いろいろな病院を訪れて精密検査を繰り返し受け続けましたが、どこも結果は同じ。「体には悪いところはありません」といわれるだけでした。

自信を失い、一方で「発作が起きるのが怖い」という思いからも逃れられず、初めての発作から約半年後、カオリさんはひとりで外に出られない状態になってしまいました。家にこもりがちになり、誰かと一緒でなければ近所のコンビニに買い物に出かけることすらできなくなってしまったのです。

さまざまに展開していく二次的な病状

パニック発作を何回も経験した方の多くは、カオリさんのように「電車に乗れない」「家から出られない」――次第にこうした状況におちいっていく場合が多いものです。

この状態は単発のパニック発作が、やがて「広場恐怖」という病気に派生したことを意味していますが、広場恐怖はパニック障害の患者さんに最も頻度が高くあらわれる二次的な病気といっていいでしょう。

カオリさんのケースでは、広場恐怖の発症とともに、「深刻な病気が隠れているのではないか」という恐怖にとりつかれ、「心気症」という症状もあらわれています。パニック発作を起こしてのち、早い段階で適切な治療が行われないと、こうしたさまざまな症状が起こってきてしまう可能性が高いのもパニック障害の特徴なのです。

そうなると、社会人であれば会社に出勤して仕事をする、学生の方なら学校に行って勉強をする、主婦の方なら買物に行く、ＰＴＡなどの集まりに参加する。こんな当たり前のことができなくなっていきます。

パニック障害という病気のつらさは、発作の苦しさ・恐怖のほか、このように「当たり前の生活が営めなくなっていく」「社会生活に参加できなくなっていく」といったところにもあるのです。

ところで、初期の段階のパニック発作を放っておくと、その後どのような病状があらわれてくるのでしょうか。二次的な病状について、主だったものをあげてみました。

広場恐怖

急行電車（各駅停車）やタクシー、バスに乗れない、エレベーターに乗れない、高速道路を運転できない、美容院や歯医者に行けない、スーパーやデパートに出かけられない、人ごみのなかに出かけられない……。

パニック発作を経験した方の大半は、このような「広場恐怖」になりやすいといえます。また男性と比べると女性にあらわれやすいといえるようです。

「広場」という言葉がついてはいますが、この恐怖症の場合、電車やエレベーターの中だけでなく、美容院のように「すぐに逃げられる状態にない場所、恥をかいてしまいそうな場所が怖い」「大勢の人がいるところにひとりで出かけるのが怖い」状態のことをいいます。「乗り物恐怖」「外出恐怖」などといわれている症状をまとめて、「広場恐怖」と呼んでいると理解していただいてよいでしょう。

広場恐怖は「そこに行くと、また発作が起きるのではないか」「発作が起きてしまったらどうしよう」という予期不安が強まることで、特定の場所（たとえば以前発作を起こしたことのある場所、逃げ場がなくて怖い場所）に行けない、あるいは出かけることそのものが恐怖になっていく病気です。

症状が軽いうちは、不安はあっても必要な場所にだけは出かけることができるのですが、症状が重くなるにつれ、必要な場所にも付き添う人がいないと出かけられない、外出そのものがまったくできないという状態になっていきます。

したがって広場恐怖を発症した方は、日常生活や社会生活に大きな支障をきたしてしまうのです。

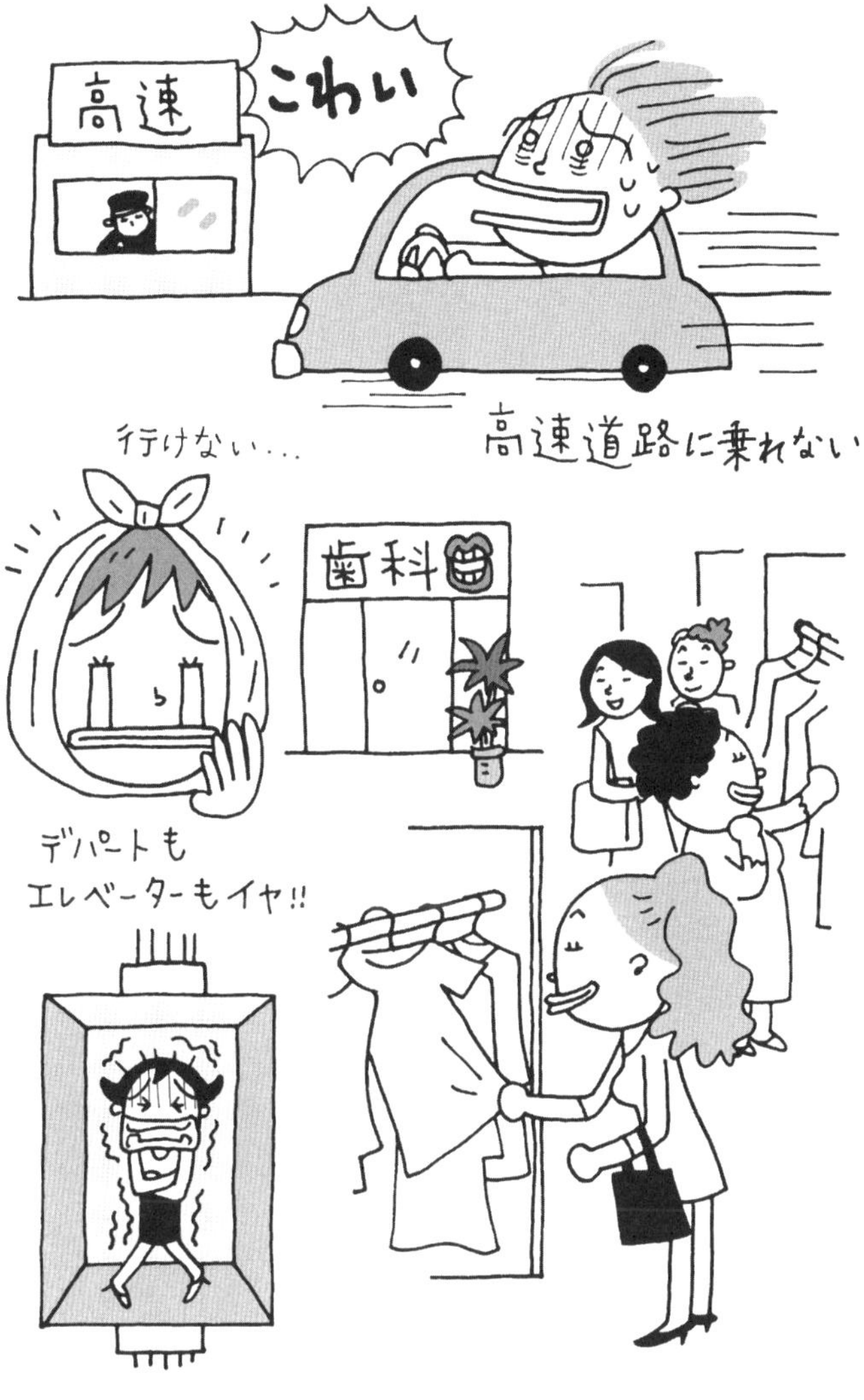

高速
こわい
高速道路に乗れない
行けない…
歯科
デパートも
エレベーターもイヤ!!

心気症

心気症とは、実際にはそうではないのに「重大な病気なのではないか」と思い込んでしまう症状をいいます。

たとえば発作を起こして病院に行き、検査をしてもらったところ「異常がない」といわれても、その言葉が信じられない。「どこかに病気が隠れているのではないか」「医師がウソをついているのではないか」と思い込み、自分が病気にかかっているという考えにとらわれてしまう。そして、そのことで仕事や生活面など社会的な活動に障害が引き起こされてしまう、という状態が心気症です。ちなみに、単に「疑い深い人」というのとは違うので念のため。

またニュースなどで「死」を連想させる報道を見たりすると、「死ぬのではないか」という不安と恐怖感を募らせてしまうこともあります。

心気症は、ただでさえ感じている発作への不安や恐怖をさらに強めることになるため、いわば火に油を注ぐような状態になってしまうといっていいでしょう。

うつ病

パニック障害の患者さんの中には、「うつ病」を併発している方もいます。その症状もさまざまで、抑うつ症状を見せる方もいれば、うつ病を合併している方もいます。

パニック障害とうつ病との関係は欧米でも研究が進められていますが、うつ病にかかっていた人がのちにパニック障害になるケース、パニック障害になったことが原因で抑うつ症状やうつ病になるケースなどがあり、パニック障害の患者さんの三～五割は「うつ病」を併発しているとの報告もあります。

本来、うつ病の示す症状とは、ものごとへの興味や関心を失う、やる気が起きない、憂うつ感が強くなる、常に自殺を考える、不眠になる、食欲がなくなる、集中力が低下する、体がだるくなるというものです。

しかしパニック障害のある方のうつ症状は、抑うつ気分（絶望感や悲哀感、焦燥感があり、考える力がなくなるなどの状態）が強い、不安や緊張がある、疲れやすい、離人感（自分が自分でない感じ、現実感のない感じ）がある、鉛のように手足が重い感じがする、過眠、食欲増加、自殺はあまり考えない、などの形であらわれることが多く、そこが本来のうつ病と異なる点といえます。

アルコール依存症

パニック障害の患者さんのうち、男性に多く見られるのがアルコール依存症を併発してしまうケースです。

これは、発作の不安と恐怖をアルコールで紛わせようとして、過度に飲酒することで起こってしまう二次的病状といっていいでしょう。

たとえば、「車に乗るのが怖い」「会議の席が怖い」と感じているにもかかわらず、仕事などでどうしても車に乗ることが多かったり、打ち合わせや会議などが多い。その状況が避けられないため、飲んではいけないとわかっていながらも、不安・恐怖を抑えようと、事前にアルコールを体に入れて……という悪循環におちいってしまうわけです。

また、発作が起きそうな予兆があると必ずお酒を大量に飲んでしまう、まずお酒を飲んでからでなければ外出ができないというケースもあります。

パニック障害の方の不安・恐怖は常につきまとうものですから、アルコールで不安を抑えようとすれば、必然的に摂取するアルコールの量も頻度も増えてしまいます。結果として「アルコールなしではいられない」という状態へと発展してしまうのです。

ほかに、強迫神経症などのいろいろな神経症を併発したりするケースもありますが、以上が代表的な二次的病状です。パニック発作と予期不安の繰り返しという比較的初期の段階を過ぎると、大半の人がこうした二次的な問題を見せるようになります。

しかし、広場恐怖だけが起こる方もいれば、広場恐怖とうつ病をあわせて発症してしまうケースもありますし、なかには単発のパニック発作を起こしただけで症状がおさまってしまう方もいて、「どのように病状が進んでいくのか、どれとどれを併発してしまうのか、その程度はどのくらいなのか」は人によってまったく違います。それこそ千差万別です。

したがって、治療法も人によって変わってきてしまうばかりか、治る経過も時間的なものもかなり個人差が出てきてしまいます。ただし、パニック障害は決して「不治の病」ではありません。時間がかかっても、必ず治る病気であることだけは覚えておいてください。

パニック障害は治るの？

怖がらないで、必ず専門家のところに行こう

パニック発作が起きたとき、それが「パニック発作」だとわからなければ、多大な不安と恐怖を感じるものです。もちろん、そう感じるのは当たり前のことです。ましてやパニック発作の症状は、脳貧血や心臓発作、呼吸困難の症状ととてもよく似ています。そのため、発作が起きる原因を「体の病気」ととらえてしまう人も少なくありません。

前述したように、なかには本当に体に病気があるケースもありますから、まずは体に異常がないかどうかを調べてもらうことが大切です。

ですが、その結果「体にはどこにも異常がない」と診断されたときは、とりあえずその結果を受け入れましょう。

どこにも体に悪いところはない、なのに発作がたびたび起こる――そんなときは心の面からも専門家の診断が必要です。端的にいえば、精神科または精神神経科、心療内科といった心の専門治療機関をぜひ受診していただきたいのです。

症状が軽ければ軽いほど、回復の経過が早いのは体の病気も心の病気も同じですから、少しでも早く精神科などにかかって、自分がどういう状態にあるのかを診てもらうようにしましょう。

とはいっても、「精神科に行っていることが知られたら、まわりからおかしな目で見られるのではないか」「精神科がどのような雰囲気なのかわからなくて不安だ」といった心配を感じる方もいらっしゃるかもしれません。こういった抵抗感から受診が遅れてしまい、そのために回復が遅れる方も実際には多いのです。

現代はストレスが増えて、心の病気の専門家に診てもらう方も増えています。心の病気の治療がいかに重要かを教える活動も行われています。そういう意味では、昔よりは精神科に通うことに対しての理解が進み、おかしな目で見られることは比較的少なくなってきています。

また精神科のほうでも、できるだけ多くの人が気軽に足を運びやすいように、開放的でリラックスした雰囲気を大切にしているところが多くなっています。

できることなら、主に心身症などを中心に扱っている「心療内科」よりは、必ず精神科医がいる「精神科」「神経科」ないしは「精神神経科」を受診されるのが望ましいのですが、もしも「精神科」という響きにどうしても抵抗を感じるようなら「心療内科」に行かれてもいいと思います。

いずれにしても大切なのは、一刻でも早く専門の治療機関に行っていただくことです。怖がらず、不安がらず、「カゼをひいたからお医者さんにかかる」程度の気楽な気持ちで、心の専門治療機関を訪れてください。

治療機関に行くことをためらって、状態を悪化させてしまうと、症状はますますつらくなっていくばかりです。

パニック障害は必ず治る病気です。勇気を出して、「精神科へ行こう！」と一歩を踏み出してみましょう。あなたの抱えているつらい状態は、きっとよくなっていくはずです。

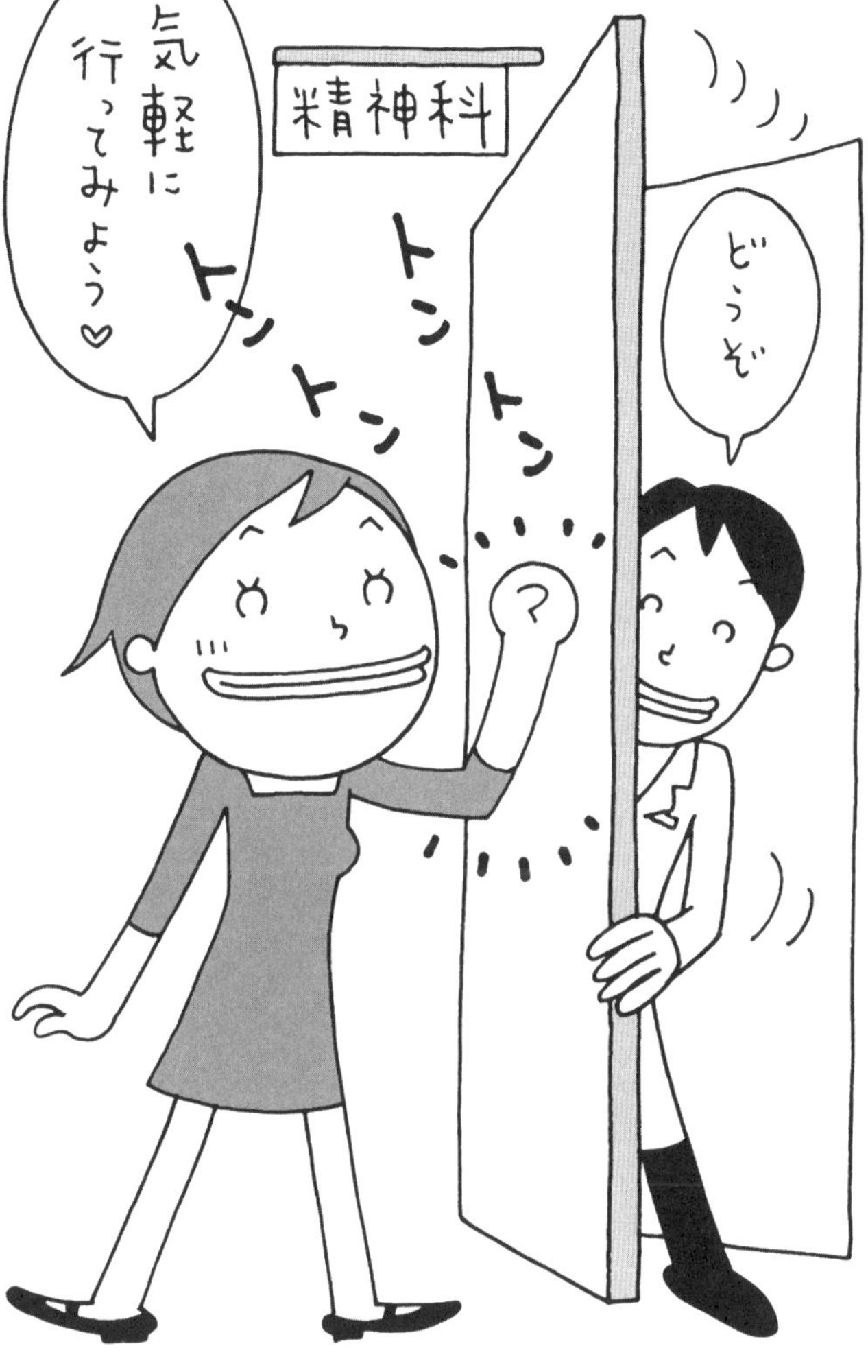
気軽に行ってみよう♡
精神科
トントントントン
どうぞ

どんな治療をしてくれるの？

パニック障害というのは「発作」と「不安」のふたつから成り立っている病気です。「発作」が起こらなくなれば「不安」は減りますし、「不安」が減れば「発作」も起こしにくくなる。このように、車の両輪のごとくふたつが関係しています。

ですので、「治療」という面では、「発作」を起こさないようにする、「不安」な感情を和らげていく、この二点を同時に進めていくことが最も重要になってきます。

具体的にどのような治療をしていくのかということですが、現在は「薬物療法」と「心理療法」がパニック障害の治療法の二本柱となっています。

パニック障害はもともと、抗うつ薬であるイミプラミンという薬が、不安発作にとても高い効果をあげたことから発見されました。このことからも、薬によってパニック発作を抑えることができるということは、すでに明らかになっているわけです。

つまり「発作」については、薬を用いることでほとんど改善していくことができるといっていいでしょう。

ですが「発作」自体は減っても、大きな予期不安を感じてしまっている方や広場恐怖などの二次的病状を発症している方の場合、心の中の「不安」はなかなか拭い去ることはできません。それゆえ、不安のツボにはまって、とても苦しい思いをしてしまうのです。

そのような「不安のツボ」状態にはまってしまっている方に対しては、薬と心理療法の両方で治療を進めていく場合がほとんどです。

どのようなケースのときに、どんな治療を行うのかについては、改めて次章で触れていきたいと思いますが、その前に簡単に「薬物療法」で使われる薬と、「心理療法」の主だったものをあげておきます。

薬物療法で使われる薬

パニック障害の薬物治療に関しては現在でも研究が進められており、アメリカでかなりの治療効果が見られた抗うつ薬「ＳＳＲＩ（選択的セロトニン再とりこみ阻害薬）」「ＳＮＲＩ（セロトニン・ノルアドレナリン再とりこみ阻害薬）」という薬も、日本でよく使われています。

「ＳＳＲＩ」「ＳＮＲＩ」は従来の抗うつ薬よりも副作用が少なく、パニック障害の治療に効果が高いといわれています。実際に私の所属先の関連医療機関でも「パキシル」「ジェイゾロフト」といったＳＳＲＩがパニック障害によく処方をされていて効果をあげているようです。

薬物治療と聞くと、副作用を心配する方もいますが、パニック障害で使用される薬は、口の中が乾く、排尿回数が増える、眠くなる、ふらつき感が出る、便秘になるという程度で、比較的副作用の強くないものが大半です。

「副作用がまったくない」とは言いませんが、副作用を警戒して薬を避けるよりも、薬によって発作を抑え、同時に「不安」を和らげていくというやり方のほうが、パニック障害の治療には効果的といえるようです。

ただし、ほかの人には副作用がなかったのに自分には出てしまうなど、その方と処方された薬との相性というものがあります。

副作用の出方も個人差があり、ほとんどないという方もいれば、強い副作用が出てしまう方もいます。ですので、「どうも薬が合わないようだ」と感じたときは、遠慮なく主治医に相談してみるのがよいと思います。

パニック障害に効果的な心理療法

パニック障害の患者さんに行う心理療法は、心の中の過剰な不安を取り除き、不安に対して敏感になりすぎないようにしていくということが目的になります。

大きくは、認知行動療法のような療法とリラクゼーションを主体とした療法、原因を探るのではなく成功ケースに焦点を当てた療法とに分かれるといっていいでしょう。

どの療法を利用するのかは、医師やカウンセラーによっても異なってくると思いますが、短期間で効果をあげるという点からいえば、今後は「認知行動療法」や「マインドフルネス」がパニック障害に対する心理療法の主流になっていくのではないかと考えています。

以下、それぞれの療法のアウトラインをご紹介しておきます。

［支持的精神療法］

医師と話をする、カウンセラーと話をする。じつはこの時点から心理療法は始まっているといえます。

話をよく聞いて、患者さんの抱える不安や悩み、心配ごとに共感し、受け入れて、不安、緊張、恐怖を和らげていく。これが支持的精神療法と呼ばれるものです。なにしろ精神療法の基本の基本ですから、治療の現場でごく普通に交わされる会話そのものが、すでにこの療法といってもいいでしょう。

支持的精神療法では、やりとりのなかで患者さんのストレスを軽減し、問題となる部分の対策を一緒に考えていきます。

現在の状態が病気によるものであること、必ず回復することなどを伝えていきながら、患者さんのおかれている状態に応じて、休息することを勧めたり、無理に決断をする必要はない、自分の気持ちはまわりにオープンにしてよい、焦らずゆっくりで大丈夫といったことを伝え、心の安静や自信回復が図れるようにしていきます。

［認知行動療法］

体験を通じて学習してしまった、不安や恐怖を感じやすい歪んだ認知（物事のとらえ方）を、質問を投げかけながら、患者さんとやりとりする中で軌道修正していく「認知療法」と、不安・恐怖の反応そのもの（緊張など）に着目し、軽減させる「行動療法」を組み合わせた治療法です。

認知行動療法ではまず、パニック障害がどのようにして起こってしまうのか（発作による不安が新たな発作を生む、あるいは電車に乗れないのは車内で発作が起きたことで電車と発作が結びついてしまったから、といった認知面からの説明）、パニック障害は治らない病気ではないし、死に至る病気ではないということを、十分に患者さんに説明します。

また、実際に不安・恐怖を克服してもらうために行動療法を体験してもらいます。行動療法にもいろいろありますが、パニック障害の方には、「暴露療法」を用いる場合もあります。

これは、不安に感じる場所に出かけてもらい、（あるいはその場所にいるとイメージしてもらい）そこで感じる不安や恐怖を再体験して、「実際には思っていたほどではない」と身をもって体験してもらう、目には目をの治療法です。それだけに、暴露療法はパニック障害の方にとって抵抗を覚える療法といえるかもしれません。

ですから、不安階層表というものをつくってもらい、家から離れられないという方ならとりあえず家のまわりを歩いてもらう、電車に乗れない方なら駅まで行って引き返してきてもらうなど、無理のないところから始め、少しずつ段階を経て、出かけられる範囲を広げていくという形をとります。

そして、次に紹介するリラクゼーション療法とあわせて、リラックスすることで不安や恐怖感を打ち消していく方法をとります。

［リラクゼーション療法］

リラクゼーション療法の代表的なものが「自律訓練法」です。自律訓練法はドイツの精神科医シュルツによって開発され、心身を効果的にリラックスさせる方法としてとても有効な方法です。リラックスさせようとするのではなく、リラックスしたときの体の状態を再現して、体のリラックス状態をまずつくり、それによって心理面への影響を期待するものです。

また、ほかにはジェイコブソンという筋生理学者がつくった「漸進的筋弛緩法」や、「腹式呼吸法」「丹田呼吸法」も不安と緊張を和らげるうえで効果があります。

［マインドフルネス］

マインドフルネスは、認知行動療法の第三の波として注目を集めています。

第一の波は、「心」など見えないものには焦点を当てず、行動だけに焦点を当て、行動を変容させようとするアプローチでした。

第二の波は、主に認知面に焦点を当てて、考え方やものごとのとらえ方のクセに気づき、クセを自ら修正していくアプローチです。

マインドフルネスは、アメリカでもブームとなっている新たな潮流であり、不安障害に対しても身体面・心理面ともに客観的な効果をもたらしています。

マインドフルネスとは、やや耳慣れない言葉ですが、雑念なく五感を堪能している状態というとイメージがつきやすいでしょうか。

今ここでの現実に気づきを向け、その感覚をあるがままに知覚して、それに対する思考や感情にはとらわれないでいる存在のありようを意味します。

具体的には、今の瞬間の感覚に常に意識を向け、余計な思考や感情が生まれたら、それを自覚しつつ、また今の瞬間に意識を戻すようにするという繰り返し作業を行うのです。

たとえば、マインドフル瞑想の実践では、呼吸に伴う身体の動きに意識を向けます。息を吸い込む感覚、息がのどを伝わっていく感覚、胸がふくらむ感覚、いろいろな「今、ここ」の身体感覚が感じられます。「今、息を吸った」「今、息を吐いた」というように、感覚を受け入れていきます。刻々と流れる時間において、さまざまな感覚が受け止められるはずですが、それをあるがままに味わうのです。

そうしていると、「昨日は仕事が大変だったな」「そういえば、明日は嫌な客先に出向かないと」など、知らぬまに余計な思考・雑念が浮かんでいるものです。

昨日や明日のことは、「今、ここ」にあるものではありません。余計な思考や感情が生まれたら、「雑念、雑念、戻ります」と唱え、呼吸に注意を向け戻します。雑念を追い払おうと操作するのでなく、雑念があることに気づき、雑念はそっとおいておくような感覚です。

およそ十五分ほど、このような時間をもつことで、思考や感情から距離をとることができ、執着から解放されることができていきます。

「パニック障害には認知行動療法が有効」という宣伝文句をよく目にします。でも、なかには認知行動療法が合わない人もいるものです。

「考え方を変えなきゃ」という焦りで自分を追いつめてしまう人は、自分を受け入れるマインドフルネスのほうが性に合うかもしれません。

［ブリーフセラピー］

「なぜ電車に乗れないのか」「電車に乗れるようになるためにはどこを治していけばいいのか」——。

このように「乗れない」問題点を分析して「できない原因」を探り、そこを治していこうという考え方ではなく、「何をしたらできるようになったか」に焦点を当てて、成功したケースを積み上げていく、という心理療法が「ブリーフセラピー」の主流のひとつである「ソリューション・フォーカスト・セラピー」です。

この療法の基本的な考え方は、

1 うまくいっているなら、それを直そうとするな

2 一度うまくいったなら、またそれを繰り返しなさい

3 うまくいかないのなら、何か違うことをしなさい

というシンプルなものです。

「ソリューション・フォーカスト・セラピー」は、「できていること・できたこと」を見

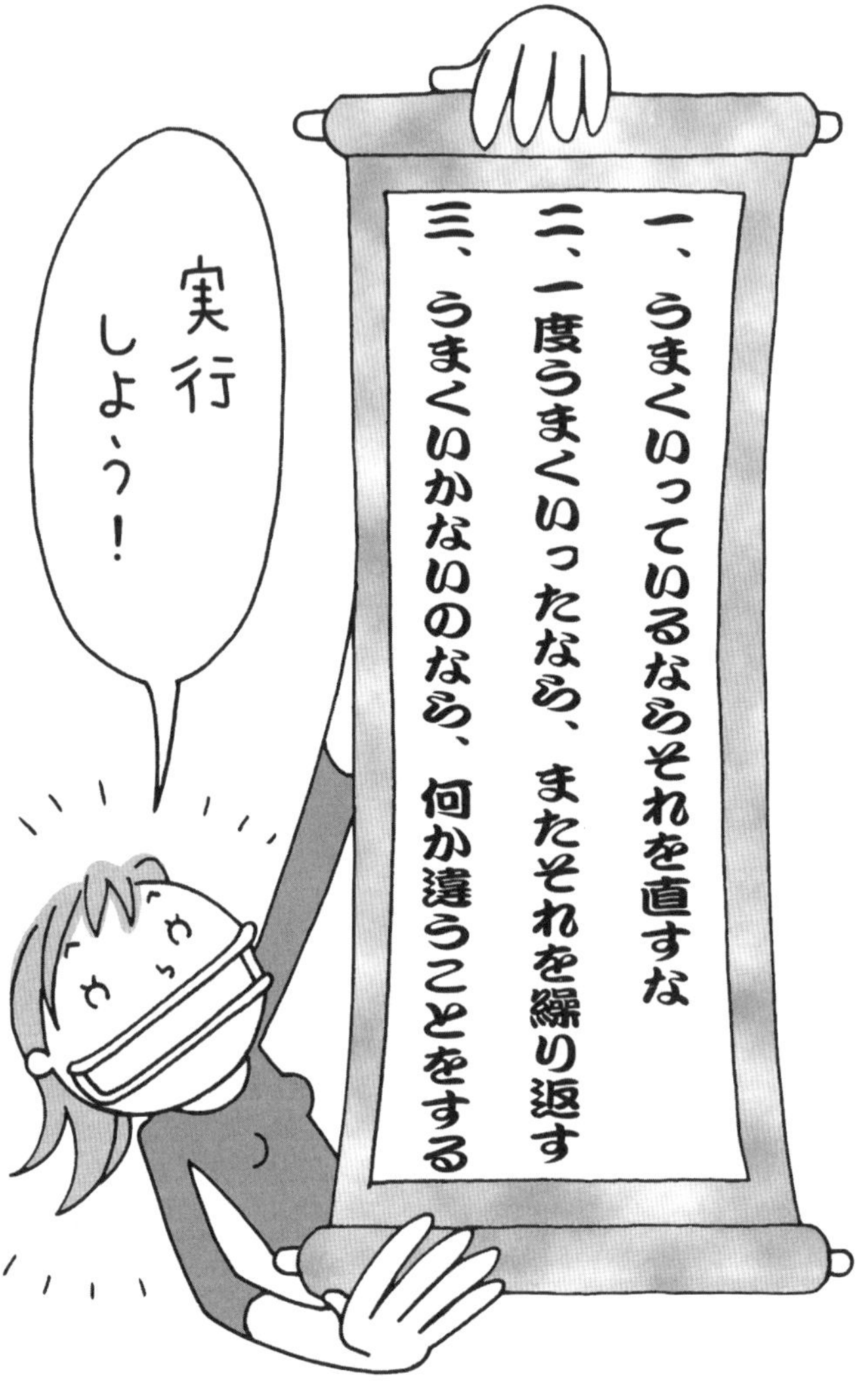
一、うまくいっているならそれを直すな
二、一度うまくいったなら、またそれを繰り返す
三、うまくいかないのなら、何か違うことをする
実行しよう!

つけて、その点を強調し、育てていくことで、抱えている不安・恐怖を軽減していきます。

パニック治療の現場ではあまり普及していませんが、暴露療法のように不安や恐怖と対峙する必要がないという点で、患者さんに精神的負担をかけることもなく、一方で効果も望めるところから、今後はもっともっと活用されていくのではないかと思います。

また、新しいタイプの心理療法として「TFT（Thought Field Therapy）」や「FAP（Free from Anxiety Program）」などがあります。これらも精神的負担が少なくてすみ、かつ短期間での解決が期待できます。これに関しては次章で詳しく説明します。

お医者さん選びはどこに気をつけたらいいの？

治療機関に行くとしたら、大きな病院がいいのか、クリニックがいいのかと迷われる方もいらっしゃるかと思います。でも、「当たり」という病院を見つけたいとき、病院の規模というのはそれほど重要ではありません。

むしろパニック障害についてよく知っている病院であること、というのがお医者さん選びのひとつの大切なポイントになるといえます。

小さなクリニックでも、パニック障害の症例をたくさん扱っている病院なら「当たり」です。反対に有名な大病院なのにパニック障害の臨床例が少ないというところもあることはあります。そうした病院は残念ながら「ハズレ」ということになります。

もしも「パニック障害について詳しい病院がわからない」というときは、まず近くの精神保健福祉センターなどに問い合わせてみましょう。各都道府県に必ずあるセンターです。

また患者さん同士が集まって結成した患者の会や、パニック障害を抱えている方自身がつくっているホームページの中には、全国規模でパニック障害に詳しいクリニック情報を提供してくれているところもありますので、参考にしてみるのもよいと思います。

ただし、パニック障害について対応できないという精神科はほとんどありませんので、それほど心配はいりません。

もうひとつ、医師とカウンセラー（臨床心理士）の両方がいる病院を選ばれるのもいいでしょう。

パニック障害の治療には薬物療法と心理療法が二本柱と前述しましたが、多くの患者さんを診なければならない医師は、ゆっくりと時間をかけてカウンセリングにあたるということがなかなかできにくいですし、医師ではないカウンセラーは、心理療法はできても病気の診断や薬の処方ができません。

ですから薬物療法と心理療法の連携治療を効果的に進められるという点で、カウンセラーのいる病院がよいのではないかと思います。

最後に、どんなお医者さんがよいのかということですが、基本的には、

■きちんと話を聞いてくれること
■「一緒に治していきましょう」という気持ちをあらわしてくれていること
■行っていく治療方法や薬について丁寧に説明をしてくれること
■不安や心配ごと、相談ごとに丁寧に対応してくれて、適切な処置をしてくれること

というのが「よいお医者さん」の条件だと思います。

もちろん、薬と同様、お医者さんとの相性というものがありますので一概にはいえませんが、かかってみて、このような対応をしてくれる医師なら信頼できるお医者さんでしょう。

反対に、説明もなしで薬だけ処方しておしまい、きちんと話を聞いてくれない、あるい

はパニック障害という病気についてあまり知識がないように見受けられるというときは、ガマンして診療を続けず、ほかの医療機関を受診したほうがよいといえます。

心の専門家のところに行くときは……

ウィルスや細菌に感染した、血管がつまっているなど、体の病気というのは「病気を起こした原因」が目に見える形でわかります。

治療効果についても同様に、検査結果の数値が下がった、菌が減ったなど、改善されていく様子が客観的に把握しやすいものです。

しかし人の心の病気を扱う専門家の場合、そうはいきません。

私のようなカウンセラーも、また精神科医たちも、基本的には患者さんとのやりとりの中で、症状を把握し、見通しを立て、適切な解決方法を決めていくというのが通常です。それだけに、病気をきちんと治していくためには患者さんが話してくれる内容が頼りなのです。

ですので、専門医療機関を受診する際、いくつかお伝えしたいことがあります。このような気持ちで受診をしていただければ、それだけ回復までの道のりも早くなるのではないかと思います。

専門家にはありのままを伝えて

どのような症状があって、治療・処方の結果はどうだったか——治療する側はこうしたことを話していただく中から、病名を判断したり、治療方法を考えたり、処方する薬や心理療法の種類を変えたりしていきます。

ですから、

■自分が今どのような環境にあって、どのようなことに不安を感じるのか
■どのような症状が起きていて、どう感じているか
■処方された薬を飲んだあと、勧められた心理療法を試したあとにどのような状態になったか（不安感はどうか、発作はどうか、副作用については、薬を減らして飲んだなど）
■気分はどうか（たとえば自殺を考えてしまった、家族が理解してくれなくてつらい、職

場で嫌な目にあっている、アルコールを飲んできたなどを含めて）
こうしたことは、なるべく隠さずに話していただきたいのです。十分に伝えてもらえないと、適切な治療ができなくなって症状を悪化させてしまったり、回復を遅らせてしまうことにもなりかねません。そうなると患者さんも大変ですし、「よくなってもらいたい」と考えている治療者のほうもつらい思いをします。
パニック障害は、治療者と患者さんが二人三脚で取り組むことで回復していく病気です。お互いのコミュニケーションが良好であることが回復のひとつの鍵を握りますので、事実は隠さずに伝えてほしいのです。

専門家の言葉を受け入れよう

治療する側の気持ちは同じです。みんな「パニック障害で苦しんでいる方によくなってもらいたい」と思っています。その気持ちをベースにして、その方に合った（合っているのではないかと考えられる）さまざまな治療方法を提案していますので、まずは専門家にまかせて、勧められた療法を試してみてください。

当然、療法について不安を感じたり、心配ごとが生じたりすると思います。また試したけれど効果が出ないとか、かえって症状がつらくなったという状況も発生するかもしれません。

たとえば薬物療法などでは、薬を飲み始めて直後に副作用が出てきて、不安がより高まったり、「効かないじゃないか」と怒りを感じたりすることもあるようです。

そんなときは遠慮なく主治医に話していただき、そのうえで、治療者側の説明にも耳を傾けていただきたいと思います。

症状が副作用によるものでしたら、その説明があるはずですし、正確な情報を得ることによって余計な不安を感じなくてすみます。

パニック障害は、「不安」に対して非常に敏感になってしまう病気ですから、不安を増やしてしまわないためにも、信用できる専門家を見つけて率直にお話ししていただくのがよいと思います。

自己判断は禁物、必ず専門家に相談しよう

自分の症状がどうして起こるのかを理解するということはとても大切です。そのために本（本書もそのひとつですね）やインターネットで情報を仕入れていただくことは悪いことではありませんし、それによって少しでも不安感がおさまるならよいことだと思います。

ただし自分で集めた知識だけで、症状や病気について判断をしてしまうのは危険です。パニック障害は、その方によってさまざまなあらわれ方をする病気です。それに「心臓がドキドキする」「呼吸が苦しい」という症状が起こる病気はパニック障害だけに限りません。その逆もあります。パニック発作を起こしていたのに、「検査をしてもなんともない。おかしいな。気のせいだろう」と放っておくことで、病状を悪化させてしまうこともあります。

ですから自己判断はせず、専門医療機関を受診していただくことが大切ですし、信頼できる専門家の説明を聞いていただきたいと思います。

また処方された薬に効き目があると、発作の回数が減ったり、不安感が軽減したりして

いきます。本当につらい状態から解放されてラクになっていくことが少なくありません。

ところが、薬について抵抗感があったり、副作用の心配を感じていたりする方の場合、「ラクになったから」といって、自己判断で薬の服用をやめてしまうことがあるようです。

「ラクになった」のは薬の力によるところが大きいので、完全によくなっていないのにやめてしまうとリバウンドを起こしてしまうことがよくあります。

しかも、そのリバウンドで、より症状が悪くなったと感じてしまうことも多いのです。ダイエットにたとえれば、五キロやせて十キロ太るようなものですね。

パニック障害だけではありませんが、病気に対して自己判断ですませてしまうと、それだけ回復に時間がかかってしまうことが少なくありません。

疑問に思ったこと、心配していることがあれば、どんなことでも気軽に専門家に相談しましょう。

PART 4

「電車に乗れる日はくるの？」

パニック障害からの脱出

どうやってパニックから脱出していくの？

あなたの「電車に乗れない度」はどのレベル？

望んでもいないのに勝手にやってきて、自分のまわりにしつこくつきまとい、毎日を不安のドン底に突き落とす。こんなところは「パニック障害」も、迷惑なストーカーも一緒です。

とはいえストーカーなら、法律によって「半径五十メートル以内の接近禁止」なんて処置もとれます。けれど法律が通用しないパニック障害の場合（なにせ病気ですからね）、「どのようにご縁を切っていけばいいの？」というのは大いなる悩みのひとつです。

しかし、「パニック障害は治るの？」という基本的な心配ごとを抱えている人もいるかもしれませんが、その点はご安心を。時間がかかる場合もあるけれど、パニック障害は必ず治ります。以前と同じように、電車に乗って出かけたり、ショッピングを楽しんだり、旅行やレジャーを満喫したり、そんな日々がちゃんと戻ってきます。

となると、「じゃあ、パニック障害からはどうやって抜け出せるの？　脱出方法を教えて！」という声が聞こえてきそうですね。

ストーカーもパニック障害も、その魔の手から抜け出す最も効果的な方法はひとつ。専門家の手を借りること、です。ストーカーなら警察、パニック障害には医師とカウンセラーというわけです。

前章でも触れたとおり、パニック障害の治療は「薬物療法」と「心理療法」の二本立てで行われます。このふたつの療法を専門家の指示に沿って続けていくことで、パニック障害と決別できる日が必ずあなたのもとを訪れるのです。

ただし、その日がやってくる時期は人それぞれ。あなたとパニック障害とのお付き合いの程度がどのくらいかによって変わってきてしまいます。

つきまとわれてまもないうちなら、基本的な撃退法によってある程度簡単にやっつけることができる。ところが相手がエスカレートすればするほど、撃退法もアノ手コノ手と増えていく。当然、平穏な日々を取り戻すまでには時間もかかるし、よくなったかと思えば悪化したりして心理的負担もかかります。

パニック障害の重症度は、その人の不安や恐怖感がどのくらい強いのか、どの程度生活を制約されてしまっているか、また発作の起きる頻度や症状はどうかなどで異なってくるため、一概に測れるものではありません。

しかし、治療を始めるまでに時間が経っていればいるほど、時間の長さに比例して症状も重くなっていく場合が少なくないのはたしかです。また、症状が重いほど、治り方もスローペースになりがちです。

ですから、早い段階で速やかにパニック障害との決別を図ることが、やはりなんといっても大事なのです。

パニック障害の始まりは、突然のパニック発作です。このパニック発作を経験したのが数回程度という時期なら、あなたの「電車に乗れない度」はまだまだ初期のレベル。おそらく「電車に乗るのは怖い、不安」だけれど、「各駅停車なら」あるいは「ひと駅ずつ降りながら」なら「なんとか電車に乗っていられる」という段階ではないでしょうか。

こうした初期レベルにある人なら、薬物療法によって八〜九割はパニック障害がエスカレートする前に改善していくことができます。すなわち、薬物で発作の出現を抑え、カウンセリングによって不安や恐怖をちょっとコントロールすることで、以前の生活を取り戻していくことができるようになるのです。

この段階を過ぎて、初回発作から数カ月程度の期間が経ち、各駅だろうがなんだろうが、とにかくまったく電車に乗れなくなってしまったという人は、すでに「電車に乗れない度」は中期レベルにあるといっていいでしょう。

この段階にきてしまっているあなたは、広場恐怖も強くなり、予期不安がひどくて、外出することにかなり抵抗を感じているのではないでしょうか。

誰か付き添いがいれば外出できる（なかには付き添いがないほうが出かけられるという人もいます）、どうしても必要な場所以外は出かけられないという人も少なくないでしょう。

美容院や歯医者に行けない、デパートやスーパーに行けない、車を運転できない、地下街やエレベーターの中などの狭い場所、逃げ場がない場所、助けを求められない場所に行くのが怖くてできない。このようなことも、この段階になると起こってきます。

こうした中期レベルにある人たちは、薬物療法と心理療法の両面から充分な治療をしていく必要が出てきますが、特に広場恐怖や心気症のような二次的病状を、心理療法によって上手にコントロールしていくことがとても大切になります。

また人による千差万別が最もあらわれやすいのが、じつは中期レベルの段階です。

中期の段階は、病気のあらわれ方や症状、程度のバリエーションが豊富で、さまざまなケースがあるので、それぞれの方に最適な治療というものを見出していかなければなりません。それに、この病気は思わぬ頑固さ、しつこさをもっています。

ですので、人によっては症状がなくなるまでに時間がかかったりすることも当然ながら出てきてしまいますし、そんな自分に嫌気がさしたり、事態が好転していかないことに苛立ちを感じてしまったり、専門家に不信感を抱いてしまう人も少なくないのです。

でも、だからといって治療をあきらめてしまっては、脱出への道が完全に閉ざされてしまうようなもの。時間がかかろうと、一進一退を繰り返そうと、治療を続けていけば着実によくなっていくのがパニック障害です。だから、大変でもあきらめないでいただきたいのです。

さらに中期の状態を過ぎて、初回発作から数年という時間が経過しているような場合は長期の人といえます。

専門機関に通いながら薬も飲んでいるのだけれど、なかなかスッキリと治ってくれない、治ったかと思うと、また発作が起こるなど、パニック障害と縁が切れずにつらい思いをしている方。また、なかにはうつの症状が強くあらわれてくる、寝る・食べるといった基本的な生活すら自分でできなくなってしまう、アルコール依存から抜け出せない、こうした状態が起こっている方もいるようです。

人によっては、治療のために専門機関を訪れることさえできなくなっているケースもあります。このように通院治療がむずかしい方には、入院という形で治療を行いながら、社会生活に適応できるよう心身の調整を図るということも行われます。

またカウンセリングに関していうと、通うことがむずかしい方の場合、電話やインターネットを使ったカウンセリングで心の負担を減らしていただくという方法もあります。

ただし、入院が必要になるほどの方というのは、全体数からするとさほど多くないのではないかと思います。

ではパニック障害からの回復を目指すには、どのような方法があるのでしょうか。

実際に、私がかかわったパニック障害の方たちの中から、心理療法を主体として改善していったケースをいくつかご紹介します。

パニック発作を数回経験……初期レベルの方たちの脱出プロセス

設計事務所に勤務する幸代さん（仮名・二六歳）が初めてパニック発作を起こしたのは朝の通勤電車の中でした。いきなりの激しい動悸とフラフラするめまい、全身の筋肉の緊張と急速にふくれあがる不安感、「死んでしまうんじゃないか」という恐怖。

発作自体は五分程度でおさまったものの、この日以来強い不安を感じることが多くなり、何回か電車の中でパニック発作を起こすようになってしまいました。

貧血かもしれないと思って病院にも行きましたが、検査では異常が見あたらず、「ストレスが原因ではないか」と指摘されたとのこと。

幸代さんが勤める会社は、従業員の心の健康維持のために、EAPと契約を結んでいました。幸代さんも、EAPのパンフレットに書かれていた「ストレスを感じたら、いつでも相談を」というフレーズを覚えていたらしく、さっそく相談室にいらしてくれたのです。

幸代さんのそれまでの症状を聞いたところでは、ほぼパニック障害に間違いありません。

仕事の状況などを聞いてみましたが、「このところ深夜までの残業が続き、休日出勤なども多かった。慢性的な寝不足と同時に、仕事のクライアントから設計変更の依頼が続いたり、納期のプレッシャーがあったりで、かなり疲れている状態だった」といいます。

それでも、上司が残っているのに自分だけ先に帰るわけにはいかず、加えて新人が入ってきた関係で、「職場で暗い顔は見せられない」と、かなりがんばって仕事をしていたことなども話してくれました。

幸代さん自身は少し抵抗があったようですが、こちらからのアドバイスもあって、「背に腹は変えられない」と精神科を受診することになりました。医師からは、やはりパニック障害と診断され、「薬に抵抗感がある」という幸代さんの気持ちをくんで、とりあえず副作用の少ない抗不安薬を少量出して様子をみることになりました。

同時に、私のほうからも、できる限り業務を軽くしてもらうこと、無理せず心身の負担を減らしてすごしてもらうことをアドバイスしたのです。

処方された抗不安薬を飲んだところ、パニック発作の起こる回数が目に見えて激減しました。それでもしばらく継続して服用を続けてもらいましたが、「薬を飲んでいるから大丈夫」という気持ちがもてるようになると、その後はパタリと発作が止まってしまったのです。

一度だけ発作が起きたことがありましたが、そのときは、また残業時間が増えていた時期でした。ですので、本人と話し合い、私のほうから上司に事情を説明し、なるべく早く帰宅させてもらうよう、業務スタイルを変えてもらいました。

仕事に関する負担が減ったことと、抗不安薬が効いたこともあり、症状はだんだん落ち着きを取り戻し、現在は薬も服用していません。カウンセラーとメールをやりとりしながら、ペースをモニターしているだけの状況になっています。

幸代さんの場合は、電車に乗ることに強烈な不安を感じてはいたのですが、急行はダメでも各駅停車を利用するなどして、まだ会社に通える状態にありました。

初めてパニック発作が起きてからそれほど時間は経っておらず、本当に〝初期の初期〟という段階でした。この時期に適切な治療を行えたことが、早く回復できた大きなポイントだったと思います。

いずれにしても、幸代さんは「早期発見・早期治療」の大切さを実感させてくれる、じつによいお手本です。

同じく、初期の段階で相談室に来られた正彦さんのケースもあわせてご紹介します。正彦さんも、電車の中で初めてパニック発作を起こしてしまいました。それ以来、電車に乗ることが怖くなり、タクシーを使ってなんとか出勤を続けていました。

状態としては、幸代さんよりも「電車に乗れない度」が高いのですが、早めに相談に来てくれたおかげで、順調にパニック障害から脱出しつつあります。

正彦さん（仮名・二四歳）は入社二年目の建設会社社員。お父さんも同じく建設業界の人ですが、職人肌の非常に厳格な人でした。不況で就職難だったこともあり、現在の建設会社には親のコネで入社したといいます。

現場での仕事は雑用係みたいなものが多く、大学で学んだ専門性が生かされる機会はまったくありませんでした。しかも労働条件は過酷。毎日深夜まで残業し、真夜中にタクシーで帰宅しては翌朝六時半に起床という生活が続いていたといいます。

つらくてやめたくても、親のコネで就職したために、簡単にやめるわけにはいきません。親につらさを訴えると、「せっかく入れてもらった会社だ。おれの顔をつぶす気か！」「自覚が足りない」と一蹴されてしまうばかり。かなりのストレス状態にあったようです。

その日もいつもと同じように残業をこなし、深夜二時にタクシーで帰宅。そのままベッドに倒れ込むようにして眠りにつき、次の日もいつもと同様に六時半に起床しました。疲れているのにグッスリ眠ることができず、疲労と睡眠不足で体がだるい、頭もボーッとしたままです。「会社に行きたくない」、そんな気持ちも強烈でした。

それでも、なんとか気持ちを抑えて支度をすませ、家を出て通勤電車に乗りこんだとき、初めてパニック発作を起こしたのです。

「気絶をしてしまうのでは」と怖くなり、なんとか意識を保って次の駅で下車。しばらくすると気持ちはだいぶ落ち着いてきましたが、正体のわからない症状に異様な恐怖感を覚えてしまいました。

翌日からは電車で出勤するのが恐怖に。仕事中も不安に襲われ、気が気でない状態が続き、ミスが増えて上司に叱られることが多くなりました。「また怒られてしまう」と焦れば焦るほど、不安が強くなってミスが増える。やがてそんな悪循環におちいってしまったのです。

会社にはどうにか出勤できていましたが、それも駅まで歩いてタクシーで通勤するという具合。仕事で電車に乗る際は、一駅一駅降りながら……。そうしないと怖くて乗っていられなかったといいます。

自分の状態に不安を感じ、匿名でＯＫということもあって、会社が契約していたＥＡＰに電話で相談をしてみたところ、相談員からパニック障害の疑いを指摘されました。精神科受診を勧められたのですが、精神科に行くなんてことが親に知れたらとんでもない話です。

とはいえ、自分の今の状態をなんとかしたい。まずはカウンセラーと話をしようと考え、相談室にやって来ました。

カウンセラーから説明されたパニック障害の症状は、驚くほど自分のそれと似ていて正彦さんはビックリしたそうです。あわせて、薬を飲めばかなり改善されることも聞き、親に内緒で精神科の受診を決心しました。

精神科では「まず発作と不安感を抑えましょう」といわれ、薬を処方されました。「指示どおりに飲んでください」といわれ、同時にカウンセリングも勧められて、薬物とカウンセリングによる治療がスタート。

何回かのカウンセリングでは、小さいころから人付き合いが苦手だったこと、自分の言いたいことを人に伝えることが苦手だったこと、人と接するよりも本を読んでいることのほうが多かったこと、昔から緊張してお腹が痛くなったりすることが多かったこと、今の仕事は向いていないと思うことなどが語られ、引っこみ思案で、自分に自信がもてない、心配性で、他人の目を気にしがち、そんなタイプであることが伺えました。

こちらからは「無理をしないこと」「自分の気持ちを伝えていくようにすること」などを話し、服薬を続けながら生活スタイルを変えていくように、とアドバイス。

薬を飲み始めて三週間もすると、症状は軽くなったような気がしてきました。医師の説明にあった副作用もほとんどなく、薬との相性はよかったようです。

しかし、カウンセラーのアドバイスにあった「無理をしない」を実践していくのは大変なようでした。つらいときには仕事を休むようにしていましたが、家にいると親から小言を言われてしまう。たびたび会社を休んでいたので、仕事に穴をあけてしまうことになり「現場の人に迷惑をかけている」と思うと、後ろめたい気持ちでいっぱいになってしまいます。

もはやパニック障害であることを誰にも言わずにいることに限界を感じた正彦さんは、勇気を出して親に相談。カウンセラーからも電話で親にパニック障害の説明を行いました。意外にも、両親ともに理解を示してくれて「嫌なら仕事をやめてもいい」とまでいってもらえ、そのひと言で、正彦さんはだいぶ気持ちがラクになったそうです。

結局、会社の上司や人事部にも自分の病気のこと、病院にかかっていること、現場の仕事がつらいことなどを伝え、相談の結果、事務系の仕事に就くことになりました。このときも、カウンセラーが会社にパニック障害の説明を行いました。

現在も、たまに発作に襲われることはありますが、そんなときは薬を飲んで落ち着かせています。発作の回数はだいぶ減り、医師から「薬の量を減らしていきましょう」といわれるまでに回復しました。

以前のように常に不安感や恐怖感を感じることも少なくなって、今は発作が起きたとしても「死にはしないんだから」と思えるようになっています。

初期の段階の治療では、心理療法以上に薬物療法による治療が大きな効果を発揮します。幸代さん、正彦さんの脱出プロセスでは、まず精神科医が処方する薬によって発作の回数を減らすことで、パニック発作そのものから解放されていきました。

それによって気持ちもだいぶ落ち着き、さらにカウンセリングで生活スタイルの修正やそのためのフォローを行うことで、不安を感じさせるような状況を改善するようにしました。

薬物治療とは、薬によってパニック発作を抑える、不安を抑えるもので、「とにかく薬の力で発作をコントロールする、起こさないようにする」ということに主眼がおかれています。

現在、パニック障害の治療には、さまざまな種類の薬が使われています。患者さんとの相性の問題がありますから、精神科医のほうでは患者さんの様子を見ながら処方量を増減したり、種類を変えたりということを行っていきます。ですから「もし合わない薬だったら」「どんどん量が増えてしまったら」なんて心配はいりません。

また薬物療法のメリットは、パニック発作が目に見える形で消えていくというだけではなく、「薬があるから怖くない」といった心理的な安心感を得られるところにもあります。

実際には薬はもう必要ないところまで回復しているのに、お守り代わりに持ち続ける患者さん（元患者さんというべきでしょうか？）もいるほどです。

なかには副作用が気になる、薬が体に入るのはどうもイヤ、薬に依存しすぎてしまうのが怖いなど、薬物療法に抵抗感を覚える方もいらっしゃるかもしれませんね。けれど、発作がなくなれば、不安や恐怖に始終つきまとわれることもなくなっていきます。心理療法の効果も高まります。

ですので「えー、薬はなんかイヤだな。怖いな」と思っても、モノは試しという気持ちで服用してみることをお勧めします。しかし、どうしても薬に対する抵抗感が消えないという方は、精神科医に遠慮なく相談してみるとよいと思います。

乗り物に乗る、外出することが怖い……中期レベルの方たちの脱出プロセス

広場恐怖が出てきて、外出が困難になっている方たちは、発作そのものへの不安がさらなる不安を呼び、「不安が不安を呼んで、どんどん不安が広がっていく」、こんな連鎖反応を起こしていることが少なくありません。

「もしも発作が起きたら」「人前でヘンなことをしてしまったら」という予期不安も非常に強く感じてしまうので、行動が制約され、生活も一変してしまいます。また、そんな自分を責めたり、落ち込んだりして、どんどんメンタルヘルスを悪化させていく人もたくさんいます。

ですから薬の服用によって発作を抑え、一方で心理療法による心のケアを十分に行いながら、慢性化してしまった不安感・恐怖感を取り除いていくこと、自分への自信を取り戻

してもらうことが、中期レベルにある方たちの最大の治療目的となります。

　ここでは心理療法が脱パニック障害に向けての大きな鍵を握ることになるわけですが、心の治療がうまく進んで病状が改善されていった方たちのケースをご紹介したいと思います。


　奈保子さん（仮名・二八歳）は、電車に乗っていてパニック発作を起こしてしまい、強烈な不安感を抱くようになってしまいました。特に、気持ちが悪くなって吐き気が止まらなくなるという症状に異様な恐怖を覚え、常に「人前で吐いたらどうしよう」という不安感を抱えていました。

　その恐怖感・不安感が高じて、電車はもちろんのこと、タクシーやバスといった乗り物に乗ることができなくなり、人の大勢いる場所に出かけることもつらい、そんな外出困難な状態におちいっていた段階で相談にやって来ました。

　奈保子さんの語る症状の詳細からは、紛れもなくパニック障害が疑われました。念のために内科や耳鼻科による検査を行ったあと、異常がないことを確認してから精神科を紹介。同時に、カウンセリングも勧め、服薬とカウンセリングを並行させて改善を図っていくことになったのです。

その結果、発作自体は薬を飲むことで改善された気がして、そのおかげでなんとか電車に乗っていられるようにはなりました。しかし電車に乗る際の不安感はどうしても消えない。吐き気が怖い、吐いたらどうしようという不安感は薄まらないといいます。パニック発作も完全に消失したわけではありませんでした。

そこでカウンセリングセッションの中では、「どうして気持ち悪くなってしまうのか」を考えるのではなく、気持ち悪くならなかった日に「どうして気持ち悪くならなかったのか」を考えてもらうようにしました。つまり気持ち悪くならない要因探しをしてもらったのです。

何回かカウンセリングで話し合うと、前日に脂っこいものを食べない、就寝前にものを食べない、前日にゆっくり眠ると状態がいい、電車に乗っている最中はミント系のガムをかむ、なるべく時間に余裕をもって出勤する、こうしたことをすると「気持ち悪くならない」ということがわかりました。

奈保子さんには、こうした「よい要因」をなるべく続けてもらうようにしました。継続してもらうなかでは、夜更かしをしてしまうことが多かったり、寝過ごして朝にバタバタしてしまったりということもありましたが、無理をせず、でもできる限り続けてもらっているうちに、徐々にめまいや息苦しさ、吐き気を覚えることもなくなっていき、「気持ち悪くなったら」という不安感も減っていったのです。

数カ月後には、「なんとか大丈夫」という感覚ももてるようになって、今では以前と同じように毎日電車で通勤できるところまで回復しています。


女子大に通う裕子さん（仮名・二〇歳）は、大学入学と同時に東京に出てきて、現在都内でひとり暮らしをしています。明るく元気な性格で、友だちも多く、東京の生活にもとけ込んで、特に問題なく暮らしていました。親との関係も良好。母親とは、ほぼ毎日連絡を取り合っているといいます。

ある日のことでした。バイトが終わり、駅で電車を待っていた裕子さんは偶然、目の前で飛びこみ自殺の現場を目撃してしまいました。ホームから人が消えたと思ったら、けたたましいブレーキ音が聞こえ、周囲から悲鳴が起きて……。突然のことに動転し、係員が大勢駆けつけてきてその場を離れるよう言われたあとも、怖くて心臓がずっとドキドキしていたそうです。

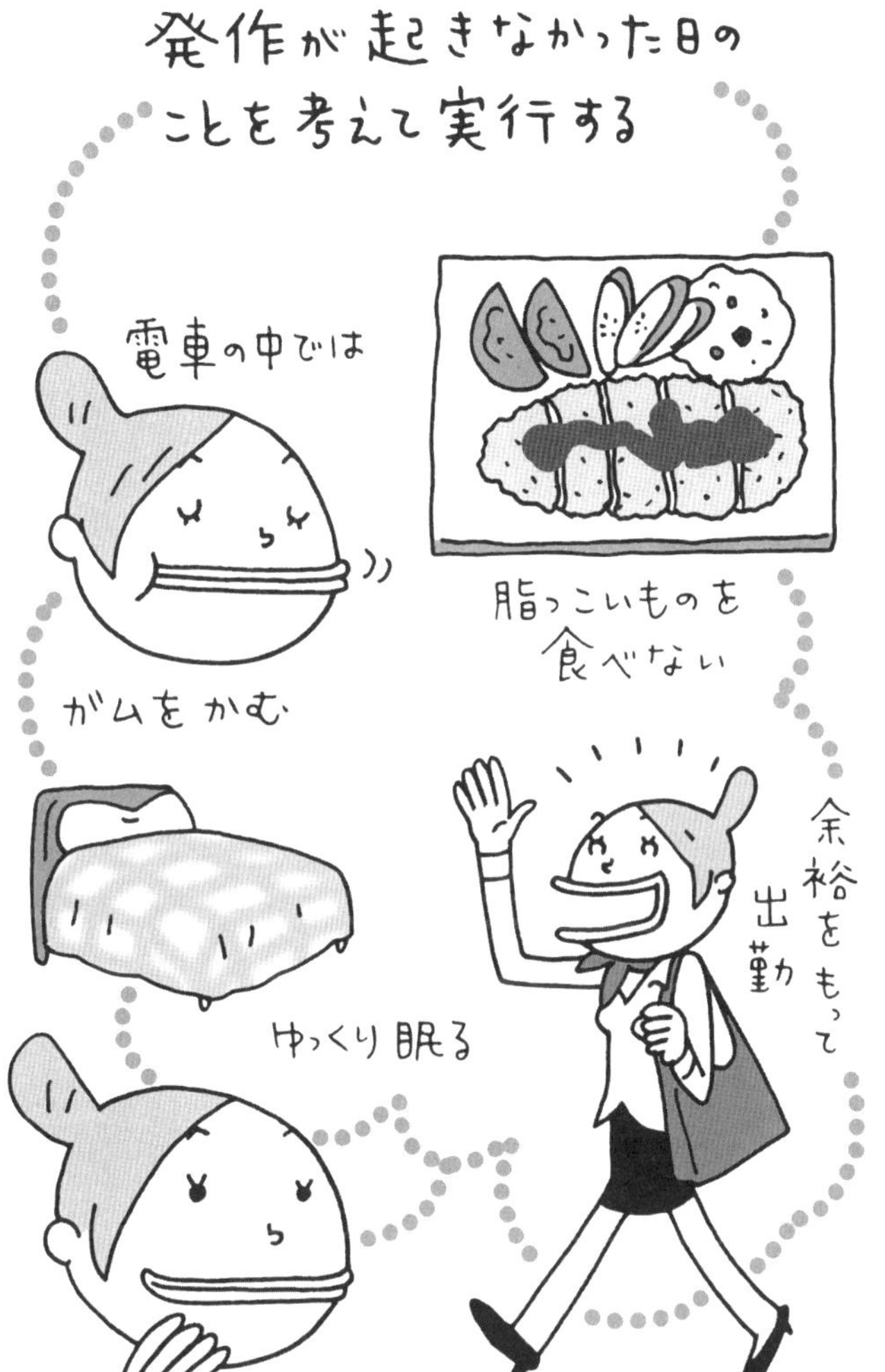
発作が起きなかった日の
ことを考えて実行する
電車の中では
ガムをかむ
脂っこいものを
食べない
ゆっくり眠る
余裕をもって
出勤

その日以降、裕子さんは、電車に乗るたびに事件のことを思い出してしまい、嫌な感覚が起こるようになってしまいました。

パニック発作を起こしたのも電車の中でした。電車に乗ろうとして、ついつい飛びこみのことを思い浮かべてしまい、嫌な気持ちでいたときのこと。次第に心臓がドキドキしてきて「自分も死んでしまうのではないか」という大きな不安が襲ってきたのです。呼吸が苦しくなり、立っていられなくなってそのまま気を失ってしまいました。

それ以来、ホームに人が飛びこんだときのシーンと、自分が気絶してしまったシーンが頭から離れなくなってしまい、電車に乗るのが怖くなってしまったのです。「電車に乗るとまた同じ状態になるのではないか、自分は死んでしまうのでは」という予期不安にも強くさいなまれるようになり、やがて不安はひとりで買い物をしているときにも襲ってくるようになりました。

その様子を聞いて、心配した母親が上京し、インターネットでいろいろと調べてくれたところ、「パニック障害かもしれない。精神科に行ったほうがいい」ということになって、ネットで探した精神科のクリニックを受診。医師の診断は「やはりパニック障害だろう」というもので、すぐに投薬とカウンセリングによる治療がスタート。

カウンセリングでは、裕子さんが小さいころ、祖母が病気を苦に自殺していることがわかりました。小さいときのことなのであまり詳しく覚えていないとのことでしたが、どうやら死というものに対しては漠然とした恐怖感を抱いており、それが飛びこみ現場を見てしまったことで強く再燃してしまい、発作に至ったのではないかと思われました。

薬のほうは抗不安薬を服用し続けていましたが、「薬を飲むとどうしても頭がボーッとしてしまってつらい。勉強もできなくて困っている」ということで、服用をいったん中止。定期的な診察とカウンセリングでフォローすることになりました。

裕子さんの場合、電車に乗ろうとすると飛びこみ事件を思い出し、非常に不快になる。それが不安と恐怖につながって電車に乗れないということでしたので、カウンセリングではＴＦＴという心理療法を行ってもらうことにしました。

飛びこみのシーンを思い浮かべてもらいながらトラウマ用のＴＦＴを行ったところ、シーンは思い出せるけれど不快感や恐怖感は消失。本人も「よくわからないけれど、だいぶラクになりました」と不思議そうに首をひねっていましたが、裕子さんにはＴＦＴの効果は高かったようです。

そこで「不安になるときはＴＦＴを行ってください」と伝え、生活の中で実行してもらうようにしました。予期不安を感じ始めると、人のいないところでＴＦＴを行う。その繰り返しを続けてもらううちに、慢性化していた不安感や恐怖感がだんだん和らいでいきました。

母親がしばらくそばにいてくれたことや、事情を知って心配してくれた友人たちの支えもあって、裕子さんのパニック障害は現在すっかり落ち着いています。カウンセリングも終了し、以前と同じような生活を送ることができるようになりました。

パニック障害の中期にある場合、不安をどのように減らし、どのようにメンタルヘルスをよくしていくかということが治療のポイントになります。

キーワードは「よいこと」「できたこと」に心を向けていく、ということですね。

そのために用いられるのが「ソリューション・フォーカスト・セラピー」や「ＴＦＴ」「ＦＡＰ」というものです。

奈保子さんのケースは、「ソリューション・フォーカスト・セラピー」を利用して、本人がもっている解決のための能力や資源を広げていったケースです。

「どうして気持ち悪くなってしまうのか」「なぜできないのか、ダメなのか」というネガティブな視点でいると、どうしてもネガティブなところを探そうとしてしまいます。探せば当然見つかりますから、そうすると「やっぱり自分はダメだ」というふうになりやすいのです。

しかしポジティブな視点でよいところをとらえていくと、よいところが見つかっていくため、メンタル面によい影響が出てきます。そして、そのことによって過剰に不安を感じる機会が減っていく、自分を追いこまずにいられるのです。

また裕子さんに試してもらった「ＴＦＴ（Thought Field Therapy）」とは、ツボを応用した新しい心理療法です（詳細は一七〇～一七五ページ）。

これは米国のロジャー・キャラハン博士によって考案されたもので、日本では「思考の場療法」（高崎吉徳氏によって名づけられました）と呼ばれています。

トラウマ、ＰＴＳＤ（心的外傷後ストレス障害）、恐怖症などの心の病気、不安、ストレス、怒り、悲しみ、罪悪感、パニックなどの不安定な心の状態に大きな効力を発揮し、やり方が簡単で、副作用もなく、自分でいつでも行うことができるという点で、非常に画期的な療法といっていいでしょう。

「ＴＦＴ」と同じく、「ＦＡＰ（Free from Anxiety Program）」もツボを応用した心理療法で、こ

ちらもＰＴＳＤや恐怖症、不安、ストレス、激しい怒りなどを和らげてくれます（詳細は一七六〜一七九ページ）。

ＦＡＰの開発には、私の同僚の米沢宏医師もたずさわっています。ＦＡＰのほうがやり方がシンプルなので、電話などでも伝えやすいという特徴があります。

やり方は次の項でご紹介していますので、不安・恐怖を除去する方法として、ぜひとも覚えておかれるとよいと思います。

スッキリ治ってくれない……長期レベルの方の脱出プロセス

昭夫さん（仮名・四六歳）は出版社で経理の仕事をしています。パニック障害にかかって三年になりますが、なかなか回復せず、焦りを感じていました。精神科にも二年半ほど継続して通院しているのですが、すっきりとよくなってくれないといって相談室を訪れました。

昭夫さんには部下が三人いますが、部下たちには病気のことを伝えていません。パニック発作自体は、二〜三カ月に一度の割合で起こる程度ですが、「また起こったらどうしよう」

という予期不安から抜け出せず、電車に乗るのがむずかしい状態でした。毎日の出勤は、いつも奥さんに車で送ってもらっています。

そんな状態がかれこれ二年半続いていることで、本人も「スッキリ治ってくれない」と感じていたようです。

ＥＡＰに相談しようと思ったのは、会社が契約していたことと、無料で相談できるため「試しに利用してみようかな」と考えたからです。加えて、病院の医師はいつも非常に忙しそうで、じっくり話を聞いてくれる余裕がないというのも理由のひとつでした。

昭夫さんには、かかりつけの病院に通院を続けながら、二週間に一度の割合でカウンセリングを導入することになりました。

カウンセリングの中では、小さいころから病弱だったことや、そのため親が心配して外で泥だらけになって遊ぶことをなかなか許してくれなかったこと、親は将来を考えて安定性のある会計士にさせたかったこと、いまだに会計士の試験に受からず罪悪感を感じていることなどが語られました。

昭夫さんの話の内容はいつもネガティブなものが多く、自分に足りない部分、できていないことを見つけるほうにばかり目が向いてしまい、常に自信のなさがつきまとっているようでした。

仕事においても、「部下のほうが仕事の効率がよいし、公私の割り切りも上手で、人付き合いにそつがない」といい、「それに比べて自分はできないことが多いし、仕事のストレスを自宅に持ち帰ってしまう」と自分を責めてばかりいます。

こちらが折に触れて「あなたに対する周囲の評価は明らかに高そうに感じるし、できていない点に目がいきすぎる、理想像が高い」ということを伝えても、本人は「そんなことを言ってくれるのは先生だけですよ」というだけで、言葉を受け入れてくれる様子はありませんでした。

昭夫さんの場合、思考の流れがどうしてもマイナスに流れやすく、自分の理想像と現在の自分とを比較しては「自分はいたらない」と考えてしまいがちでした。パニック障害についても、「これさえなければ、自分はもっとマシになれるのに」という思いが強かったようです。「とにかくなくしたい。どうやったらなくせるのか」という方向に意識が固まりがちで、病気を受け入れて生活することはむずかしそうでした。

そこで、本人には「よいこと日記」をつけてもらうことにしました。どんな些細《ささい》なことでもいいから、心地よいと感じたことを一日に十個ほど書いてもらうようにしたのです。

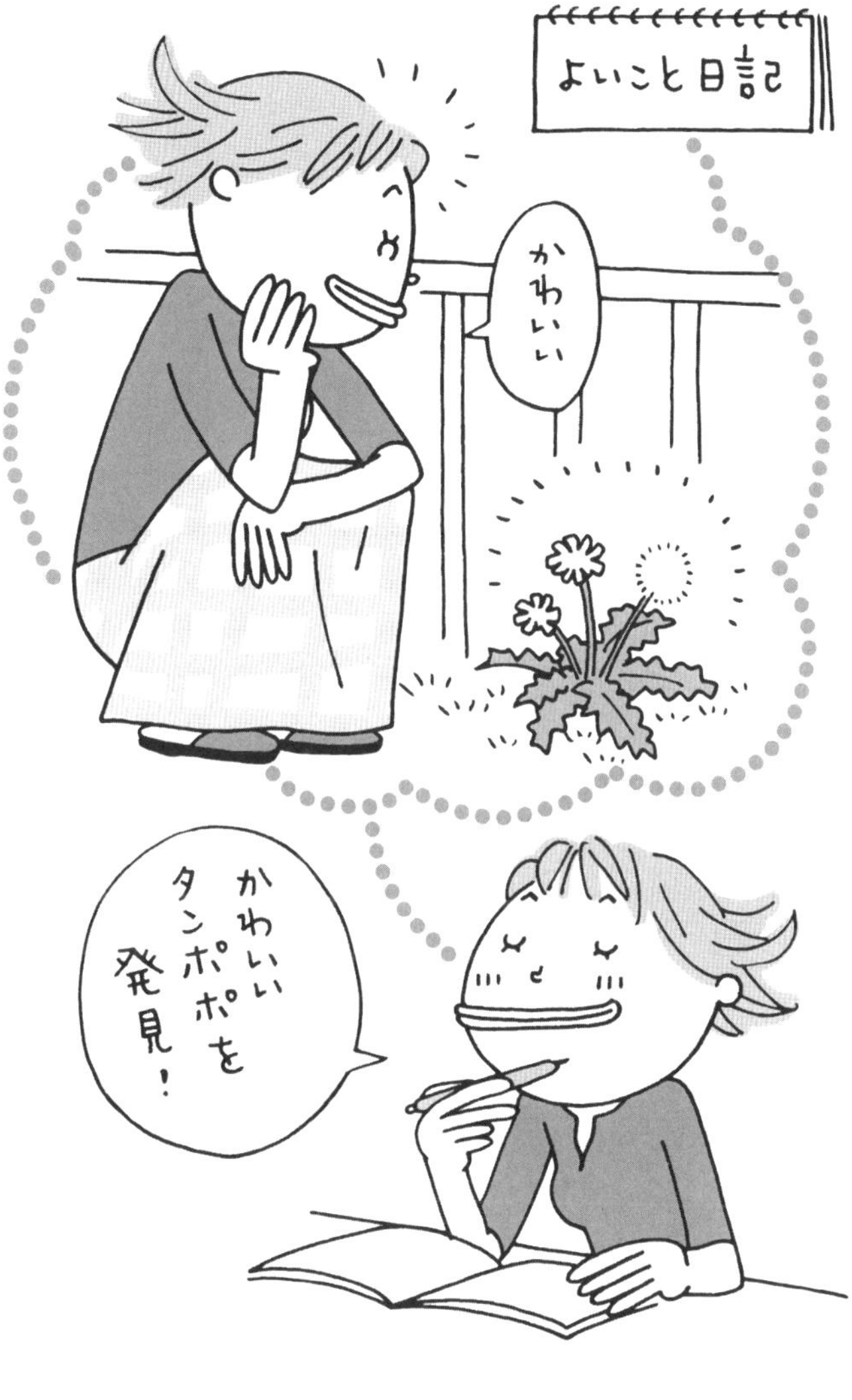
よいこと日記
かわいい
かわいいタンポポを発見！

ただ、毎日十個というのは本人にとって負担になってしまったようで、「十個書けない自分は情けない」となってしまったので、しばらくしてから五個に減らし、日記を書き続けてもらいました。

日記の内容は、「夕飯に食べた唐揚げがおいしかった」といったものが多かったのですが、当初はそうした日常のささやかなことを書くことが恥ずかしかったようで、ともすればネガティブな内容の記述に傾いてしまいます。

その都度、「よかったことだけを書いてくださいね」と伝えて軌道修正を図りながら、日常の中のちょっとしたうれしかったこと、楽しかったこと、幸せを感じた瞬間などを見つけて日記に書き続けてもらううち、「買い物をしたら百円まけてくれた」「道ばたのタンポポがかわいかった」など、内容がどんどん増えてきました。

日記に書く内容が増えるにつれ、本人の意識にも変化が起こってきたようです。

「〝よいこと〟を書けといわれて、〝とってもよいこと〟ばかりを見つけようとしていましたけれど、そんなことって滅多にあるもんじゃない。むしろ日常の小さなことにも、自分が〝心地いい〟と感じること。そうした気持ちをもつことが大事なのだと思いました」

と話してくれるようになったのです。

「パニック障害になって、〝なんで自分にだけこんな症状が起こるんだ、これさえなければ幸せにすごせるのに〟と思っていましたが、幸せを感じることって意外と簡単なのかもしれませんね。病気があったって幸せにすごすことはできるんですよね」

現在でもパニック発作がたまに起こり、昭夫さんが完全に回復するまでにはもう少し時間がかかりそうです。ですが、「心地よさ」の見つけ方がわかってきて、日常生活の中で幸福感を感じることができるようになってきたことで、マイナスにばかり傾きがちだった考え方がずいぶんと和らいできました。

病気についても以前と向き合い方が変わり、「病気のせいで」から「病気があったって」という気持ちに変化してきているようです。それに伴い予期不安もあまり感じないでいられるようになり、ラクな気持ちで生活できるようになってきています。

長期の方では、昭夫さんのように、何年にもわたってパニック障害との付き合いが続いている、なかなか治らないという方もけっこういらっしゃいます。そういう方の場合、「なかなかよくならない」ということで、心理的にネガティブな状態が続いてしまうことが少なくありません。

ですから、少しでもパニック障害とうまく付き合い、回復していってもらえるように、ともすればマイナスに、ネガティブに流れがちな視点を、前向きに、ポジティブにもてるようにすることが、大切な回復のポイントになります。

長期にわたってしまうと、「薬がないと不安」「常に薬を持ち続けていないと怖い」といった傾向も出てきやすくなり、できるだけ薬がなくても大丈夫でいられるような心の状態にしていくということも考えていかなければなりません。

また外出が困難になり、家から一歩も出られないような状態の方も見受けられます。こうした方は通院することもむずかしく、入院という選択肢も出てきます。

パニック障害で入院する場合、森田療法による治療が有名ですが、この療法は基本的に入院治療を原則としています。

入院して数日は必要な検査（内科・心理テスト）を受け、このあとに、

■絶対臥褥《がじょく》期（一週間程度）
■軽い作業の時期
■重い作業の時期

■生活訓練の時期

を経て、退院になります。

退院までの期間はおよそ二〜三カ月程度ですが、森田療法では入院期間中に毎日日記を書いて提出します。

ただし入院による治療を行っても、やはりその後の日常生活においてどうメンタルヘルスを保つかということが、この病気の回復には欠かせないといえるでしょう。

そのためにも、症状や不安に対する術《すべ》、不安を感じたときの対処法として、次に紹介する「ＴＦＴ」や「ＦＡＰ」などを気軽に利用していただくのがよいと思います。

毎日の生活からリラクゼーション！

日々の生活で実践できるリラクゼーション法

パニック障害は専門家に治してもらうもの？

基本的にはそのとおりです。自力で治そうとすると、この病気は嫌になるくらいシツコイ。ですから完全に追放するためには、専門家の力が必要です。

けれども、「早く治したい」とは思っても、日がな一日病院につめているわけにはいきませんよね。毎日が不安・恐怖との闘いに明け暮れている、こんな状態を自分でもなんとかしたいと、切実に願っている方もたくさんいらっしゃることでしょう。

事実、精神的に不安になったり、疲労がたまったりしたときは、それを解消するテクニックをいくつかもっておくということが大事です。自分の力だけでは治すことはできないけれど、でも、もし不安や恐怖を和らげることができたら、それだけでも安心感が増すのではないでしょうか。

しかも、不安や恐怖の感情を和らげることなら、自分ひとりでもできるのです。

先ほどのケースでご紹介した「ＴＦＴ」と、もうひとつ「ＦＡＰ」という心理療法は、手順さえ覚えてしまえば、自宅でも、電車の中にいても、会社の中でも、いつでもどこでも手軽に行うことができる効果的な治療法です。

これらは、「エナジーサイコセラピー」と呼ばれる新しい治療法に分類されるもので、じつはこれまでの常識を打ちくずすくらいの効果をあげている穴場的療法です。あまりポピュラーではありませんので、「アヤシイ」と思う人も多いかもしれませんが……。

ですが、特に副作用もなく、時間もほんの数分でできますから、「わ、なんか今日はヤバそう……」というとき、「ちょっと時間があるから」なんていうとき、ぜひやってみてください。

TFTで使うツボ

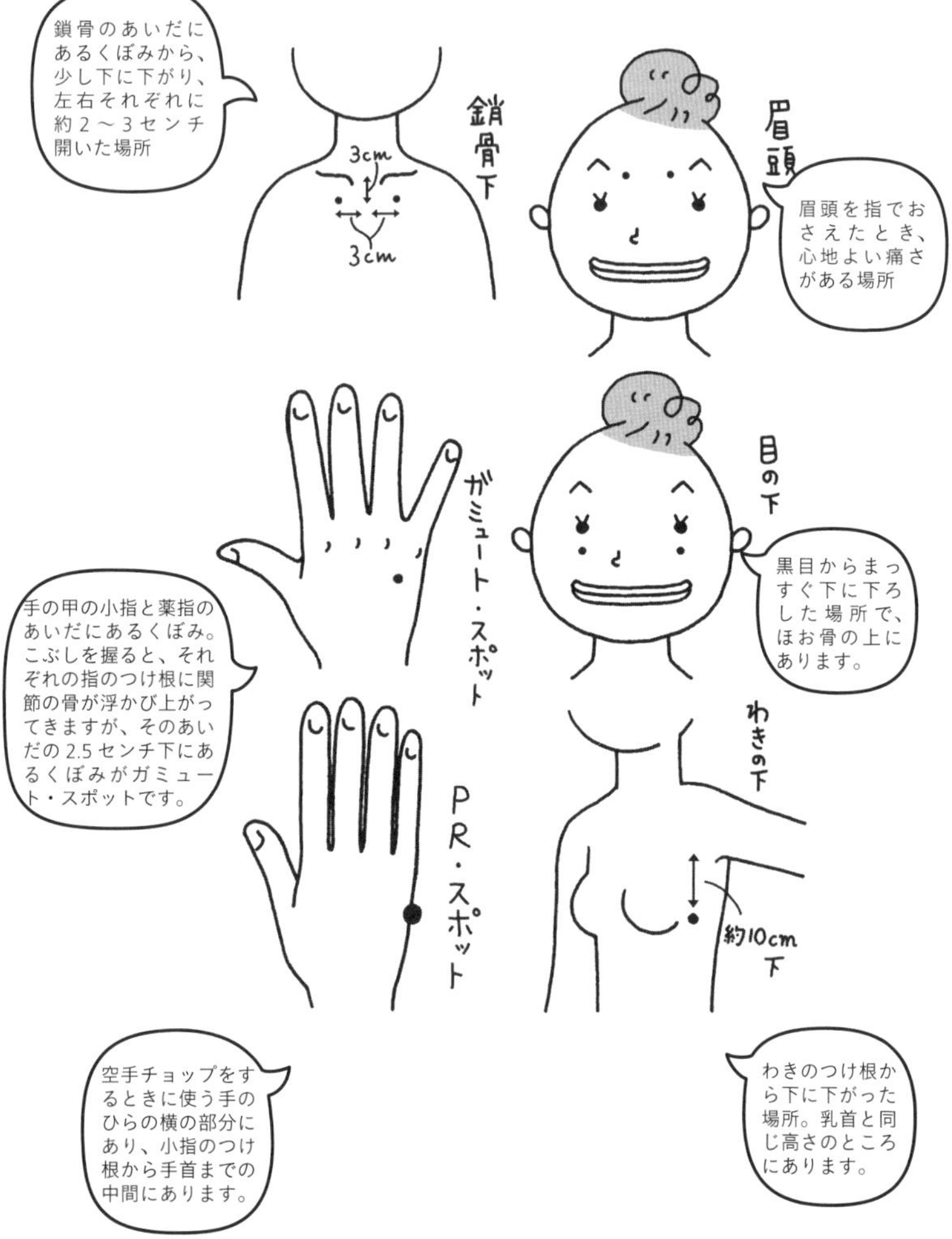
鎖骨のあいだにあるくぼみから、少し下に下がり、左右それぞれに約2～3センチ開いた場所
3cm
3cm
鎖骨下
眉頭
眉頭を指でおさえたとき、心地よい痛さがある場所
ガミュート・スポット
目の下
手の甲の小指と薬指のあいだにあるくぼみ。こぶしを握ると、それぞれの指のつけ根に関節の骨が浮かび上がってきますが、そのあいだの2.5センチ下にあるくぼみがガミュート・スポットです。
黒目からまっすぐ下に下ろした場所で、ほお骨の上にあります。
PR・スポット
わきの下
約10cm下
空手チョップをするときに使う手のひらの横の部分にあり、小指のつけ根から手首までの中間にあります。
わきのつけ根から下に下がった場所。乳首と同じ高さのところにあります。

やってみようTFT

①「電車に乗ることを考えただけで不安が高まる」「怖くてスーパーに買い物に行けない」など、自分の抱えている問題を頭にひとつ思い浮かべてください（問題がいくつもある方は、各問題ごとにTFTを行ってください）。

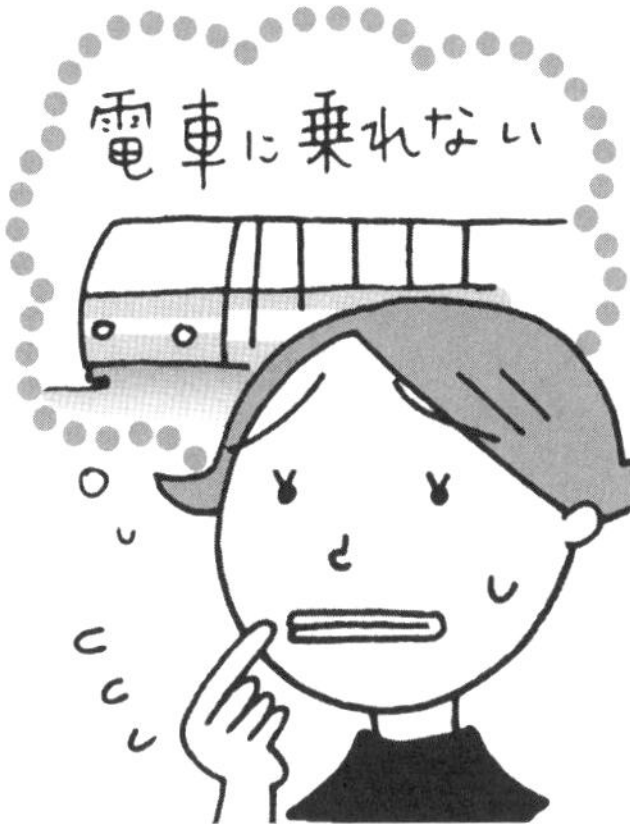

②その問題に意識を集中したときに感じる苦痛度（不快度、恐怖度、不安度）に10点満点で点数をつけます。0点は「まったく苦痛なし」、10点は「これ以上ないほどの苦痛」とします（1点を「まったく苦痛なし」として1〜10点で点数をつけてもよい）。

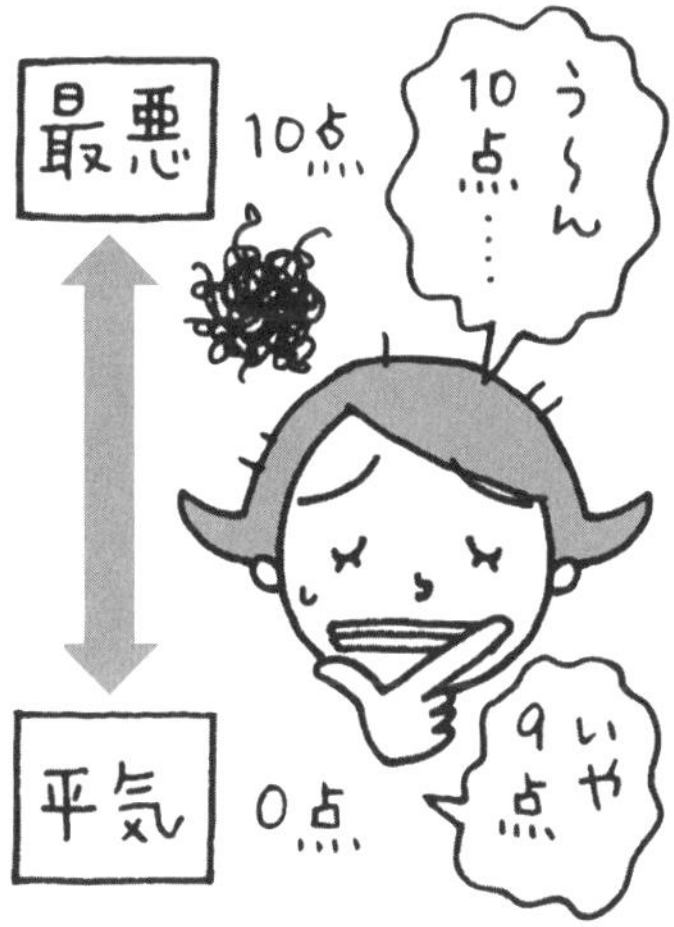

③点数づけをした問題を思い浮かべながら、眉頭→目の下→わきの下→鎖骨下の順に、2本指で5回ずつトントントントンとツボをしっかりたたきます。痛くなるほどたたく必要はありません。たたき終わったら、苦痛度をもう一度点数づけしてみましょう。その結果、2点以上、苦痛度が減った人→④へ進みます。

苦痛度が2点未満だった人→その問題について考えながらPRスポット（空手チョップのツボ）を15回たたいてから、再度②の手順を繰り返します。苦痛度が2点以上減ったら④へ進みます。

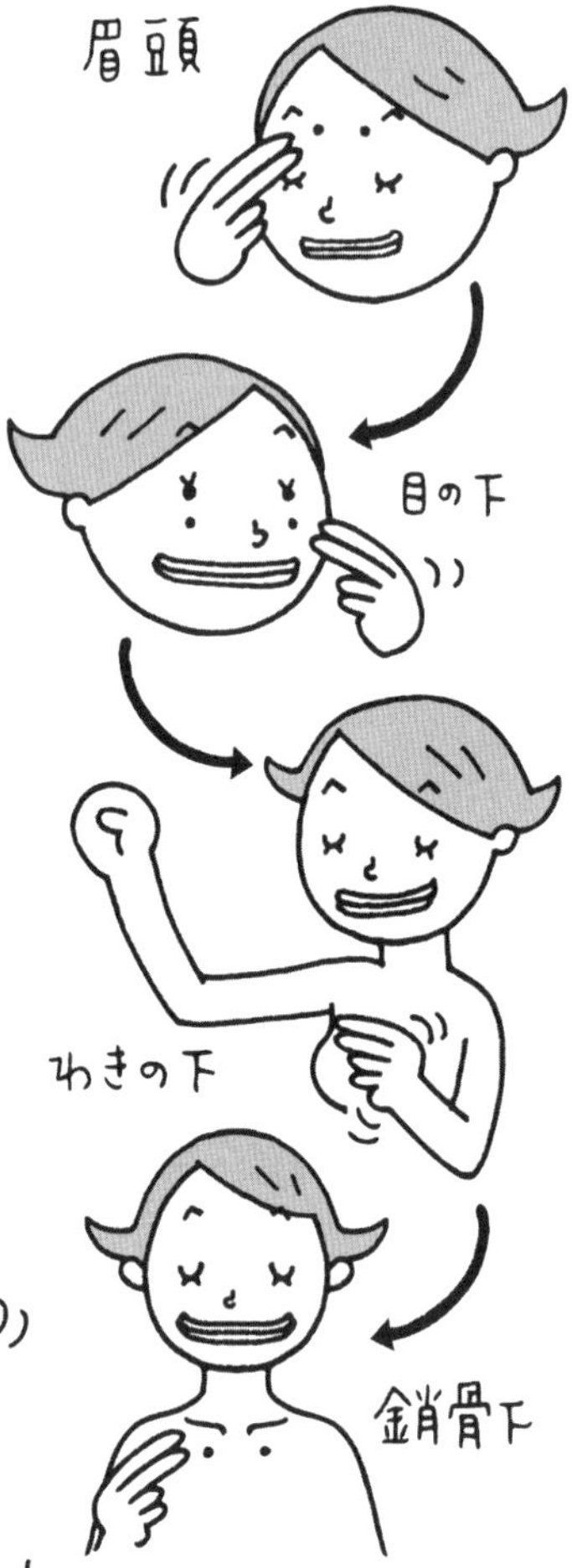

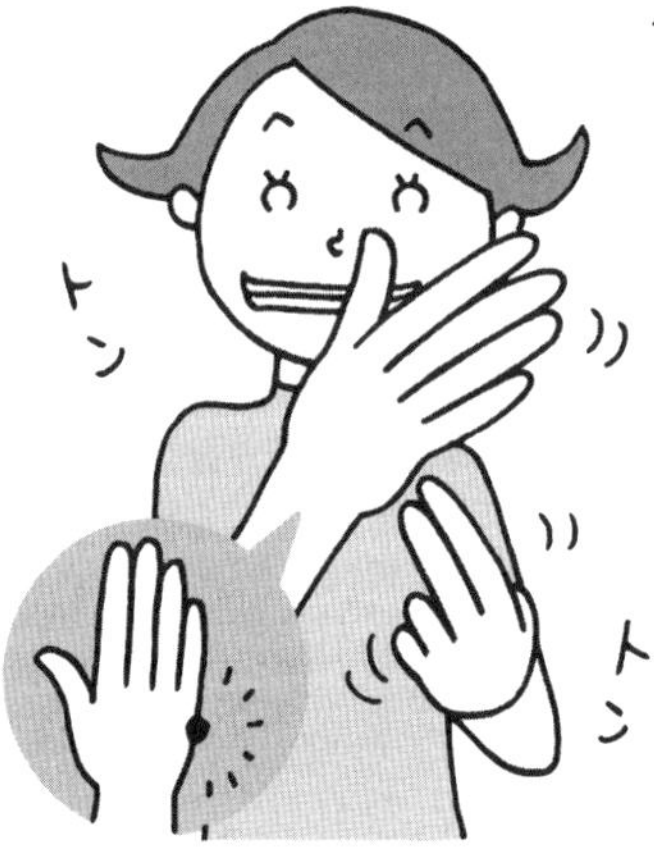

④ガミュート・スポット（小指と薬指のあいだのくぼみ）をたたきながら、次の動作を順番に行っていきます。1秒間に3～5回の速さでしっかりとたたく（このときも問題に意識を集中させておく）。

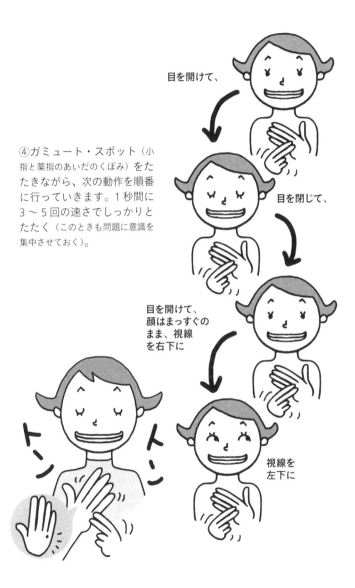

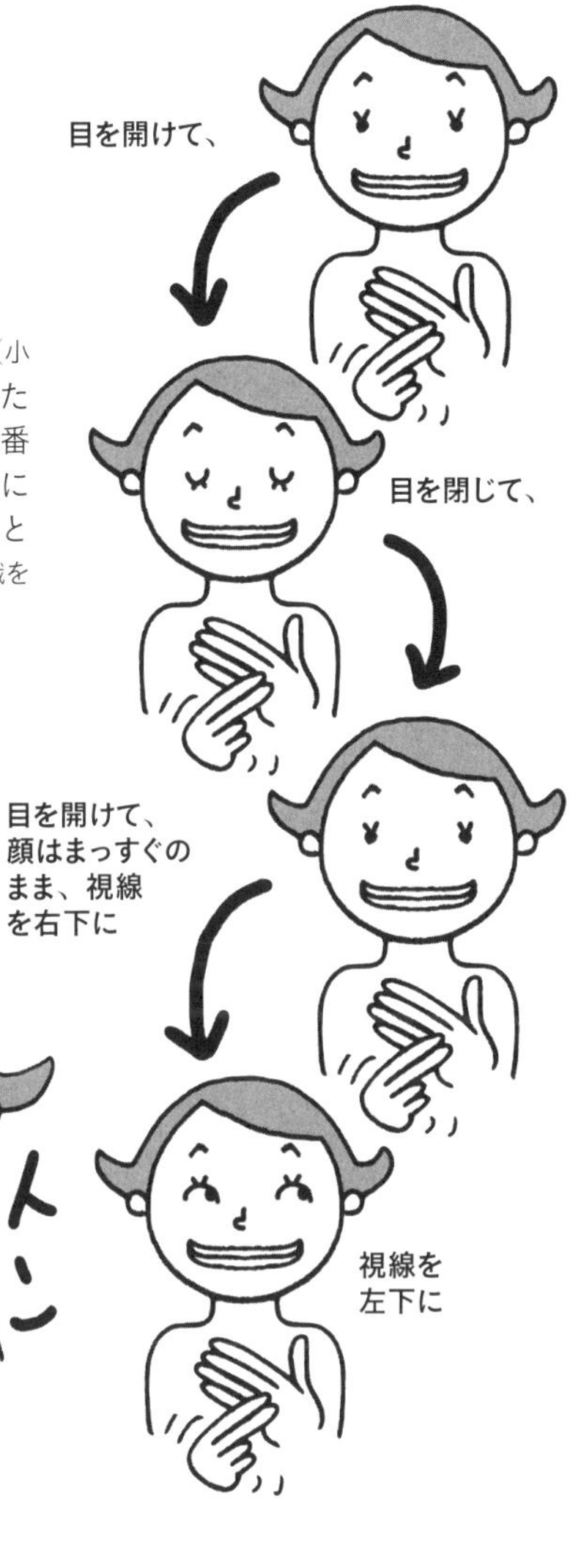

目を開けて、
目を閉じて、
目を開けて、
顔はまっすぐの
まま、視線
を右下に
視線を
左下に

トン
トン

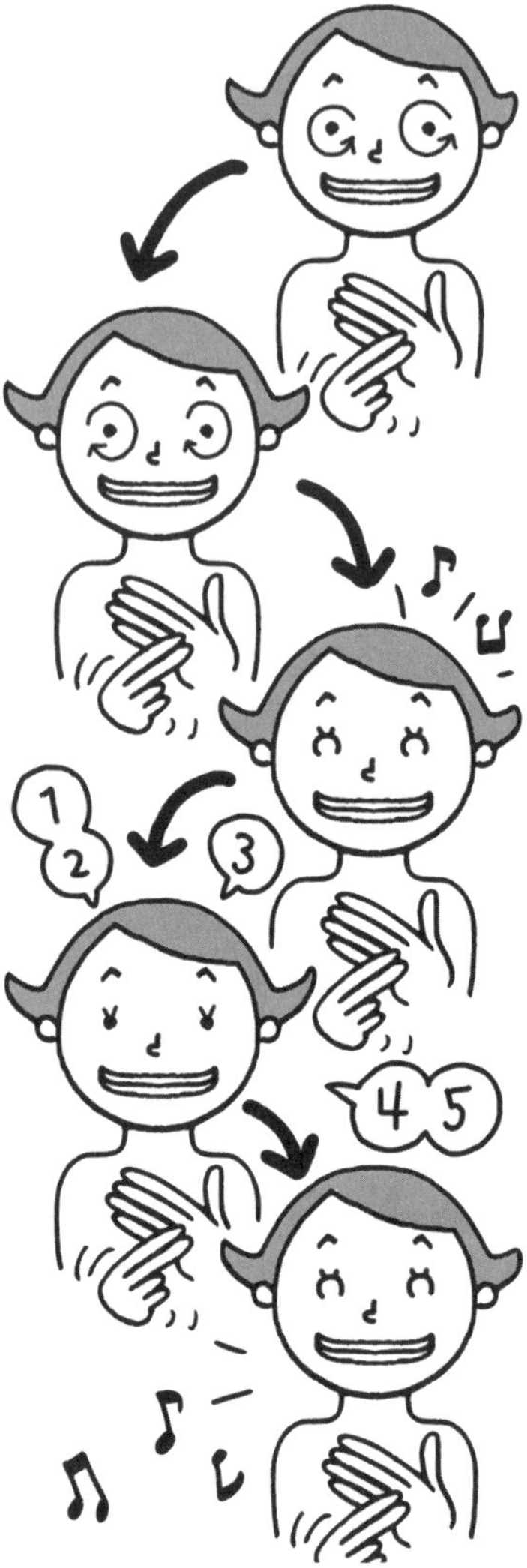

目を回転させて、

目を反対まわりに回転させて、

好きな歌をハミング、

1から5まで数えて、

再び好きな歌をハミング

⑤再び③の手順を行います。終わったら苦痛度を見直します。その結果、苦痛度が2点以下になった人→⑥へ進みます。苦痛度がまだ3点以上の人→両手のPRスポットを15回たたいてから、③を繰り返します。苦痛度が2点以下に下がったら⑥へ進みます。

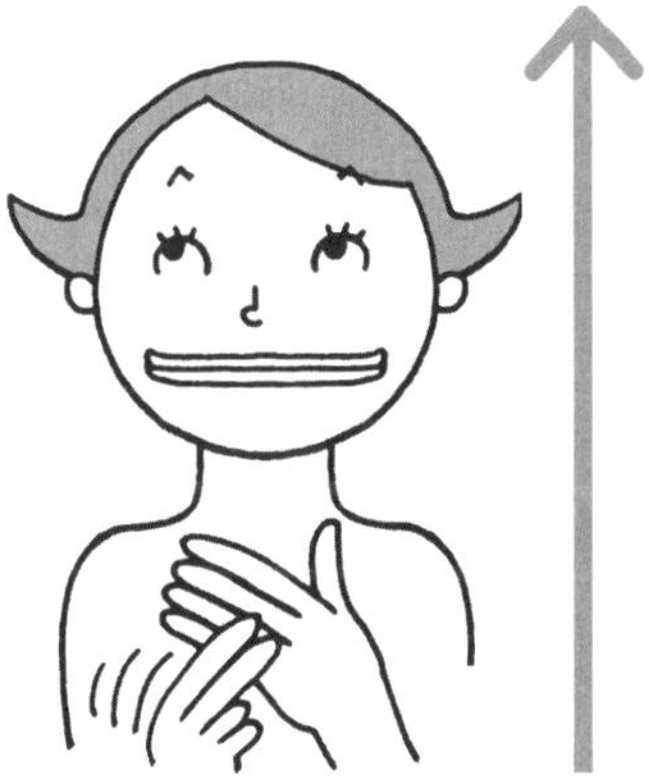

⑥顔をまっすぐ前に向けたまま、ガミュート・スポットを軽くたたきながら、7～8秒ほどかけて、ゆっくりと視線だけを床から天井まで動かします。

やってみようFAP

FAPで使う指先のポイント→各指の爪のつけ根の両側

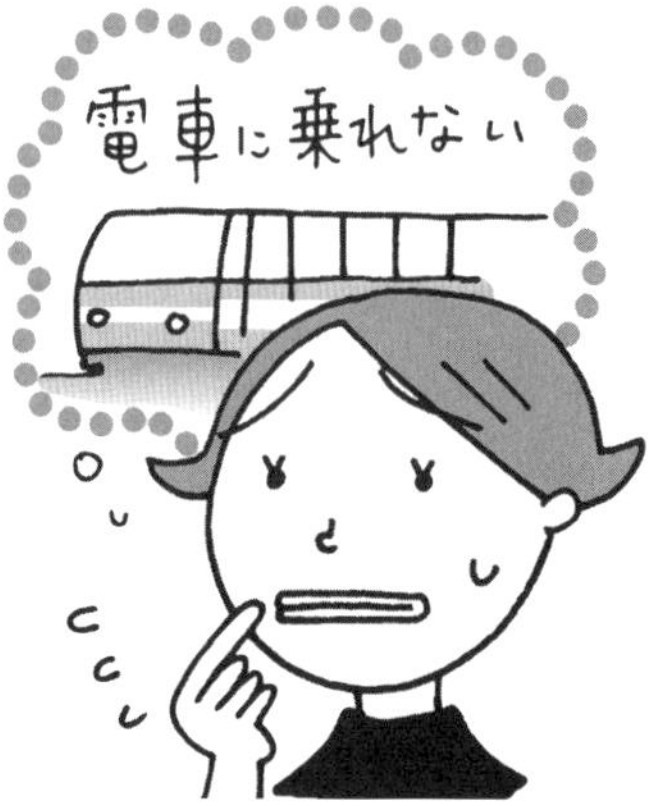

① TFTと同様に解決したい問題をひとつだけ思い浮かべてください。その問題の苦痛度に10点満点で点数をつけます。

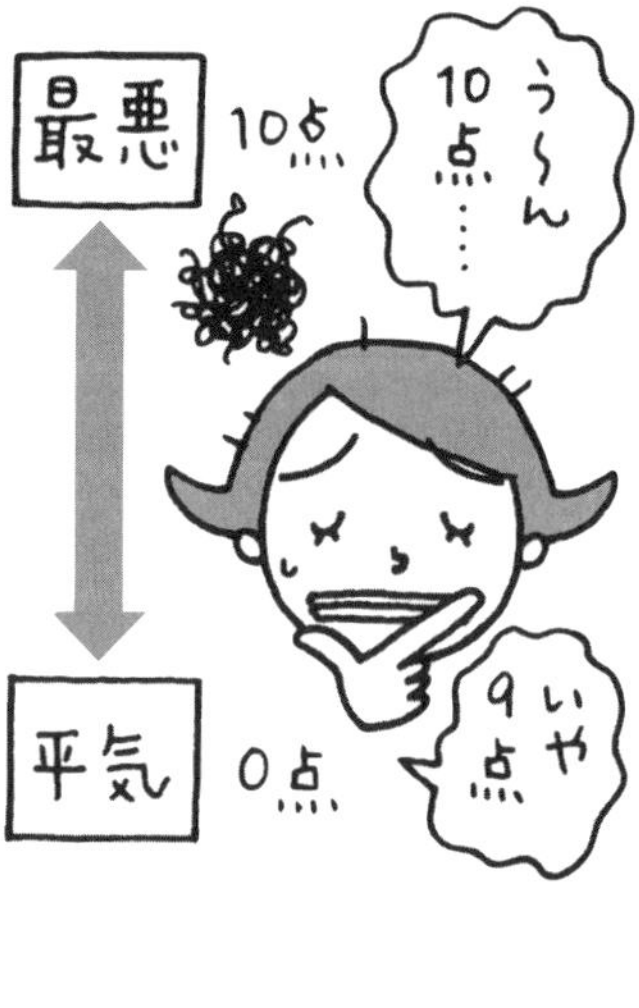

順番

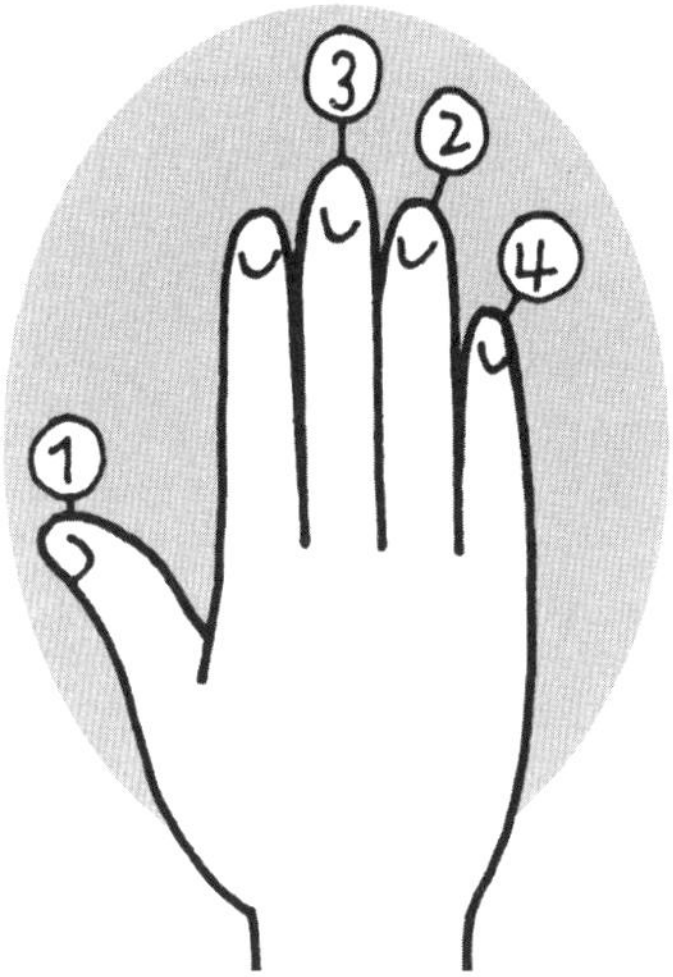

②点数づけをした問題を思い浮かべながら、親指外側→薬指両側→中指両側→小指両側の順に爪のつけ根の治療ポイントを反対側の手の親指と人差し指でキューッとつまむように数秒間ずつ押します。

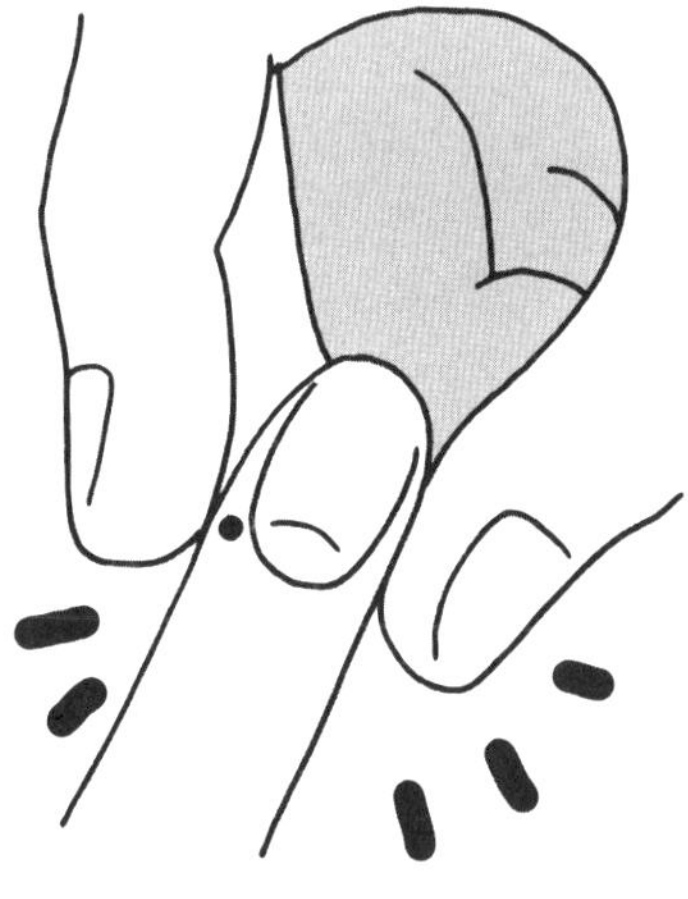

③次に、視線を正面に向け、なるべく目を動かさないようにして、意識だけを右→左→右→左と移動させます。それぞれの側に数秒間ずつ意識を向けます。これを5往復行います。

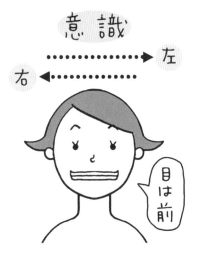

④その後、また②の指押しを行います。終わったら、苦痛度をもう一度点数づけしてみましょう。その結果、3点以下になった人→⑤へ進みます。まだ3点以上の人→へその1センチ左側のポイントに人差し指、中指を当て、10秒間くらい呼吸に意識を向けます。その後②から④を繰り返し、点数が3点以下になったら⑤に進みます。

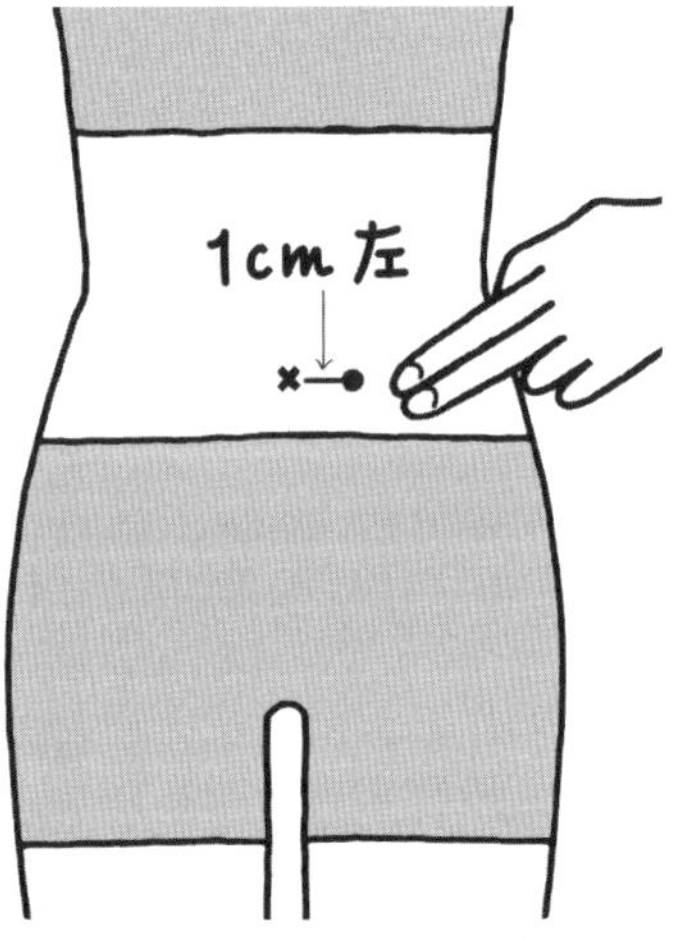

⑤効果の定着のため、意識を思いきり左にもっていき、そこからゆっくりと、体の中を通り抜けるように意識を右に移動させ、終了します。このときだけは左から右で行ってください。

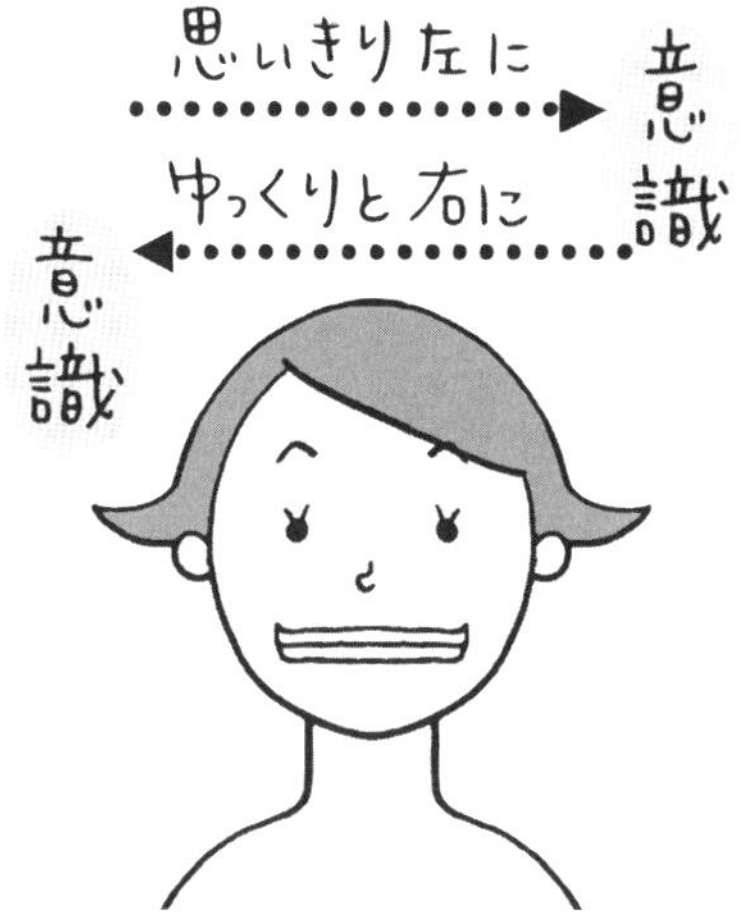

問題別解除パターン一覧

指の圧迫の順番は問題の種類によって異なります。
代表的なものを紹介します。

1. 不安・ストレス	薬指
2. 恐怖・特定の恐怖症	小指外→薬指
3. 強迫感	薬指→親指外→薬指→親指外
4. 見捨てられ不安	中指
5. シンプルな心的外傷	中指→薬指→小指
6. 複雑な心的外傷・パニック	薬指→中指→小指
7. 外傷がクリアな複雑な心的外傷	親指外→薬指→中指→小指
8. 予期不安	薬指→親指内→薬指→親指内
9. 激怒	親指外→薬指
10. 憎しみ・恨みなどの深い感情	親指内→人差し指
11. 身体的苦痛	人差し指→親指内

（特に指定がないものは指の両側を押してください）

「あ、発作!?」そんなときの緊急リラクゼーション

なんといっても怖いのは発作が起きてしまいそうな（起きてしまった）とき。

「そんなときに効果的な方法はないの——？」という方は、先ほどお伝えしたTFTやFAPを試していただくのがよいでしょう。

さらに「ほかにはないの？」という方のために、少しでも発作をラクにする緊急ノウハウもご紹介しておきます。ポイントはふたつ。

■「丹田呼吸法」をマスターしておくこと
■言葉を頭の中で繰り返すこと

体の緊張と心の緊張は密接に結びついているものですが、パニック発作も「起こるぞ、起こるぞ」と不安が高まることによって心が緊張し、続いて体が緊張してきて、ドカンと爆発する仕組みになっています。

ですから、「発作が起きそう！」「だんだん不安が高まってきている！」など、なんかイヤ〜な感じがしてきたら、すかさず体と心の緊張をほぐし、事前に心身をリラックスさせておくとよいのです。それには「丹田呼吸法」が効果的です。

さらに発作がいったん始まってしまうと心身の緊張は高まる一方で、「どうにも止まらない」状態へとおちいってしまいます。こうなると、発作を静めることはなかなかできません。

なので発作が始まりそうになったら、心が緊張しきってしまわないよう、不安をやりすごす自分なりの方法を見つけておくとよいと思います。

丹田呼吸法をマスターしよう！

丹田とは、おへその下から握りこぶしひとつ分ほど下がったあたりをいいます。下腹部といういい方もできますが、このあたりを意識しながら行う呼吸法が「丹田呼吸法」です。

丹田呼吸法を行うときの姿勢ですが、これは立ったまま、座った状態、どちらでも構いません。やりやすいほうで行ってください。慣れるまでは、仰向けに寝た状態で行ってもよいでしょう。

［丹田呼吸法の手順］

①背筋を伸ばし、丹田のあたりに軽く両手を添えます。
②口をすぼめ、丹田のあたりにたまった空気を抜いていくようなつもりで、お腹をへこませながら、ゆっくりと細く長く息を吐き出していきます。お腹と背中をくっつけるつもりで、最後まで息を吐き出します。
③今度は、丹田をふくらませるような気持ちで、鼻からゆっくり、大きく、息を吸い込んでいきます。
④この呼吸をゆっくり繰り返します。体の力をなるべく抜いて、丹田をふくらませたり、へこませたりする気持ちで呼吸をしてみましょう。

頭の中で言葉を繰り返そう！

落ち着かせよう、落ち着かせようとすると、パニック発作は悪化していきます。そうい

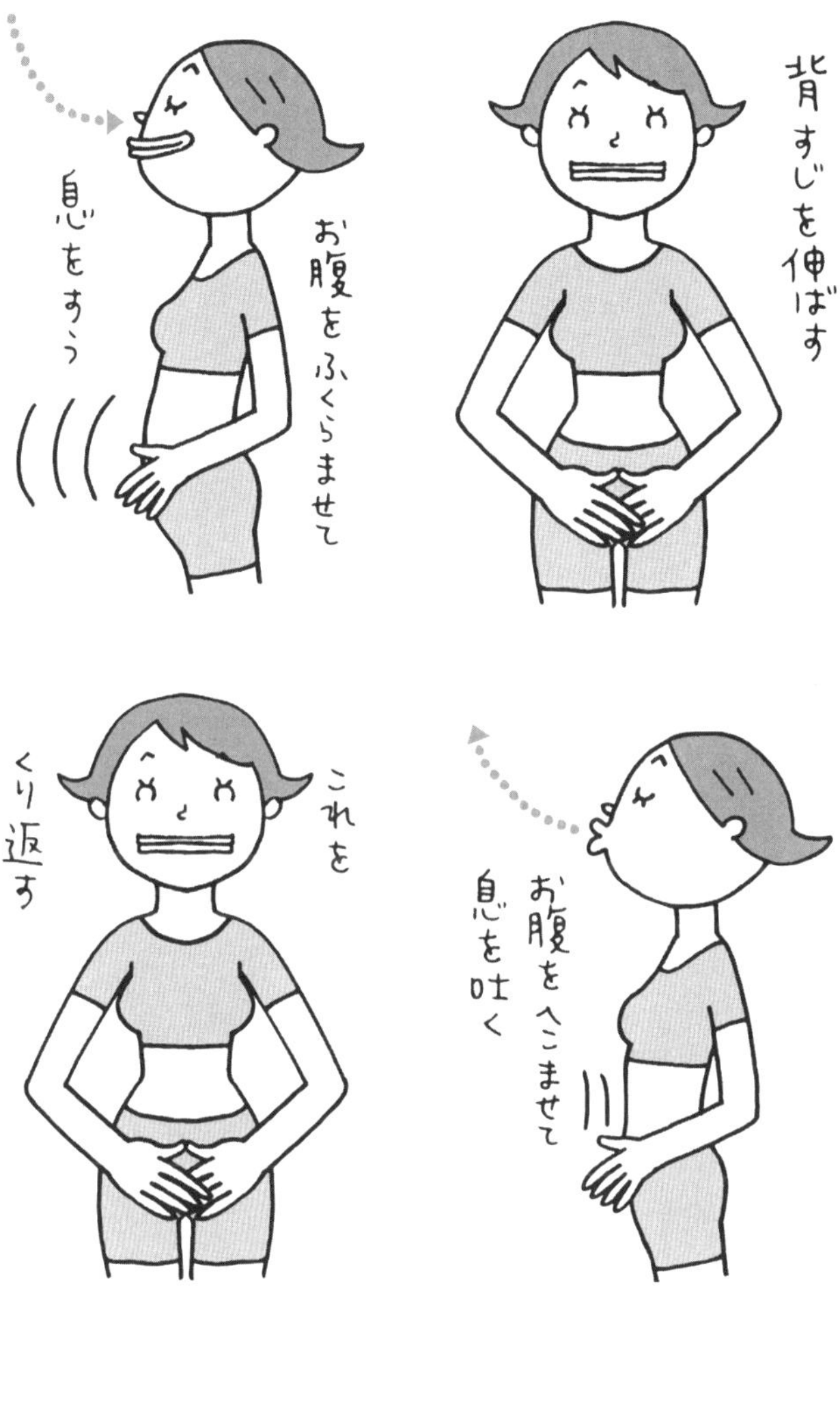
背すじを伸ばす
息をすう
お腹をふくらませて
息を吐く
お腹をへこませて
これを
くり返す

うときは気持ちを落ち着かせようとするのではなく、身体感覚、それも心地よい身体感覚に目を向けるようにしてください。

自律訓練法で行うように「気持ちはとても落ち着いている」という言葉を、頭の中でゆっくり繰り返すのも有効です。

落ち着かせようとするのではなく、「気持ちはとても落ち着いている」という言葉を頭の中でうわ言のように繰り返してみましょう。そうすると、自然に気持ちが落ち着いてくることも多いのです。ひとつの自己催眠効果といっていいでしょう。

これを丹田呼吸法とあわせて行ってもOKです。

繰り返すようですが、パニック発作が直接の原因となって死に至ることはありません。襲ってくる不安や恐怖感、呼吸困難や動悸、吐き気などの身体症状は本当に苦しいですし、怖いものです。

けれど、その怖さ、苦しさのピークは時間にしていえば一瞬です。「そこさえやりすごせれば、また青空に戻るのだから」という気持ちをもっていただければ、発作への不安もだいぶ和らいでいくと思います。

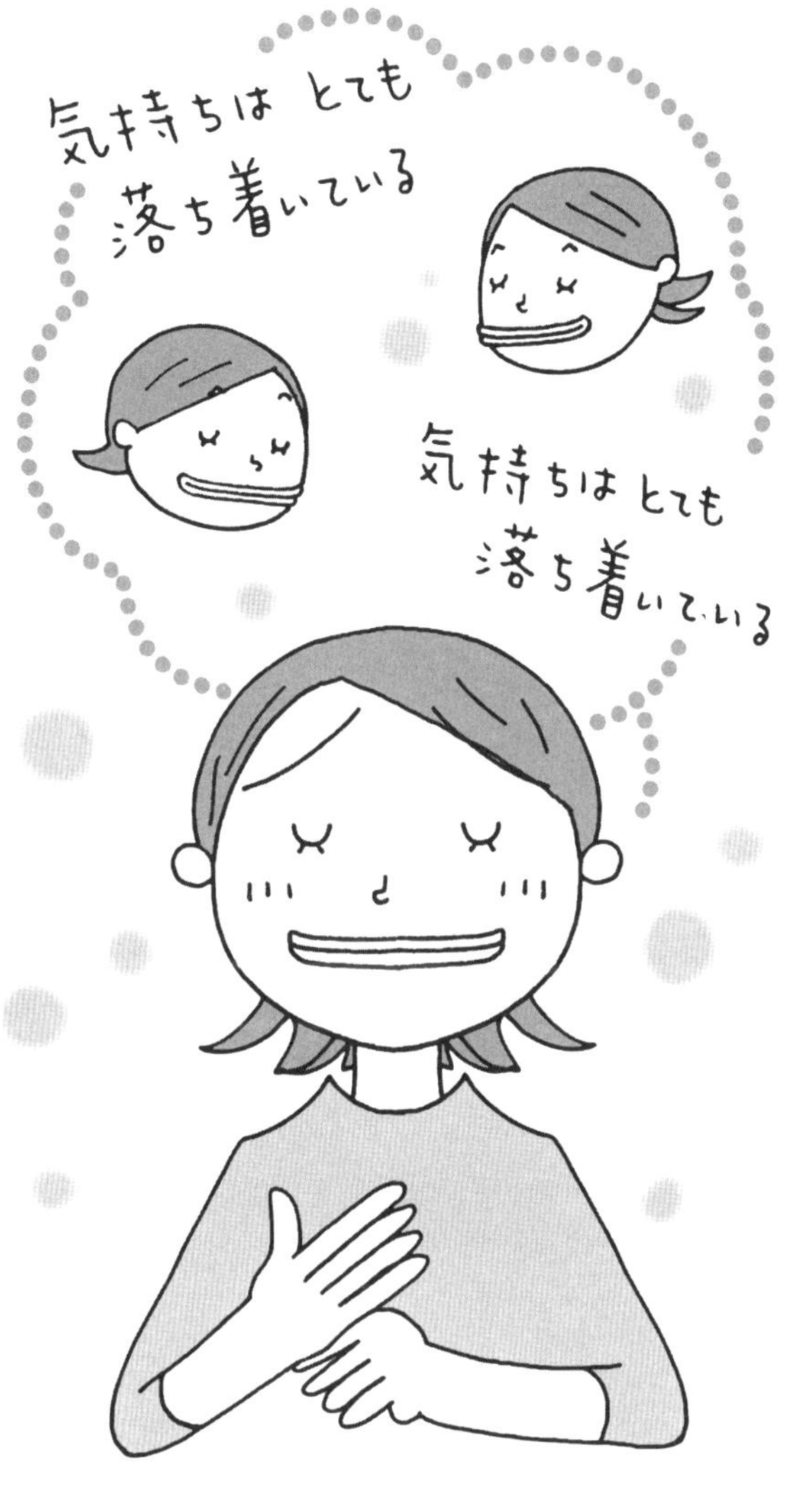
気持ちは とても
落ち着いている
気持ちは とても
落ち着いている

「グッバイパニック」のための日常生活心得

パニック障害という病気は、病気について心をとらわれてしまえばしまうほど治り方がスピードダウンしてしまう、なんともやっかいなシロモノです。

不安と向き合い、「発作が起きたらどうしよう、怖い」と思い続けることが、かえって症状を引き起こしてしまう。「予期不安を起こさせないようにふだんの生活から気をつけなくちゃ」と意識すると、その意識自体がまたもや予期不安を引き起こしてしまう……。

ホントに「じゃあ、ワタシはどうしたらいいの⁉」と言いたくなります。

病気に気持ちを向けずに日々の生活を送るというのはむずかしいことかもしれません。でも少なくとも、ふだんから健康的な生活を心がけること、これは大事。体が健康であることはやはり心の丈夫さにつながっていきます。

それにパニック障害は体には特に異常も問題もない病気です。体には異常がないのに、不摂生な生活や偏った食生活などで体を壊してしまったら、治さなければいけない病気が増えてしまうことになる。

ですから、生活のリズムの安定を心がけて、快食・快眠・快便で毎日をすごすこと。タバコやアルコールといった嗜好品を減らして、栄養バランスのとれた食事を心がけ、適度の運動をすること。そういう当たり前のことがパニック障害からの脱出を図るうえでも重要になってくるのです。といっても、この当たり前のことがなかなかできないのですけれど……。でも完璧にできなくてもいいのです。「心がける」だけで十分。

早寝早起きを心がける、就寝と起床時間を一定にする、朝食をとるようにする、食事時間を規則正しくする、間食は控える、ビタミンとミネラルが豊富なメニューを選ぶ、体を動かす機会を増やす。

こうした、よくいわれる「健康的な生活」を送ること、それを心がけるだけでもパニック障害からの脱出に一歩近づいたことになります。

そこに、楽しくて気持ちのよいバスタイム、アロマセラピー、ショッピングやおしゃべり、先ほど紹介したリラクゼーション法など、ストレスを解消し、気持ちをリフレッシュさせる何かをプラスしてみましょう。

そうすれば、病気に心とらわれる時間も少なくなっていき、不安を感じる回数も減っていくはずです。

PART 5

「もう
パニックも怖くない」

毎日を不安なくすごすためのヒント

大丈夫、パニック障害は治るよ！

「自分が弱いから」と思わない

パニック障害になってしまった人の多くがおちいる心理的なワナ。それは「こんなことになったのは、自分に原因があるのだ」という気持ちをもちがちだということです。

- 性格的な弱さや甘えがあるから、このような状態になってしまうのだ
- 電車にすら乗れないとは、自分はなんて情けないんだろう
- 自分のせいで会社の人間や家族に迷惑をかけてしまって申しわけない
- 起きないようにと思っても発作が起きてしまうのは、自分の心の中に問題があるのだ

このように、自分を責めたり、まわりの人に対して罪悪感をもってしまったり、発作が起こることを止められない自分を恥じたりしてしまう。

パニック障害の場合は特に、激しい発作を起こすにもかかわらず、検査をしても身体的にはなんの異常も出てきませんから、原因を「自分に弱さがあるから」と考えてしまう人が少なくないのです。

ですが、この病気は、主に脳内のメカニズムがうまく機能しないために起こる病気です。また、「気のもちよう」とか「気をしっかり保つ」といったことでコントロールできるものではありません。なにしろ、パニック障害はれっきとした「病気」なのですから。

もちろん、この病気はまだあまり知られていない病気ですし、なかなか家族やまわりの人たち（ときには医師もですね）に理解してもらいにくい面があります。

なかには「怠けている」「甘えている」「しっかりしろ」といった言葉を口にする人もいるかもしれません。

だからといって、パニック障害になってしまったのは、あなたの心の弱さに原因があるわけではないのです。ですから、自分を責めたり、自分に原因があると落ち込んだり、罪悪感を感じたりしないようにしましょう。

そのように考えてしまうと、ますます不安に対して過敏に反応してしまいやすくなります。

自分が電車に乗れないのは病気だから。そして「病気」なら「治せる」のだ――。このように考えていただければと思います。

パニック発作を怖がらない

パニック発作は、「パニック」と「発作」というふたつの状態に分けて考えられると思います。

「発作」が起きたことで、不安や恐怖を感じ、それで「パニック」になる。

極端にいってしまえば、「発作」が起きても「パニック」にならなければ、「パニック発作」にはならないということですね。

では、どうして「発作」が起きると「パニック」になってしまうのでしょうか。

その理由の最たるものは、発作の最中に「死んでしまうのではないか」「気が狂ってしまうのではないか」「人前でたいへんな恥をかいてしまうのではないか」という恐怖や不安を感じてしまうからです。

でも考えてみてください。実際にはそうしたことは現実化していないのではないでしょうか？

まずひとつ、パニック障害が直接の原因となって死に至ることはないのです。発作のときに感じる「死の恐怖感」はとても大きいもので、それだけに非常に不安になりますし、怖い思いもします。

けれど、もしも実際に「死」とつながっている病気であるとしたら、初回の発作で、あるいは二度目ぐらいの発作でそうなってしまってもおかしくはありません。

しかし、多くの人がそうならずにきていますし、そうならずに何回も何回も発作を繰り返してしまうからつらい思いをしてしまうわけです。

「気が狂ってしまうのではないか」「恥をかいてしまうのではないか」という感覚も同様です。パニック発作によって気が狂うことはありませんし、失禁する・吐いてしまう・異常な行動をとってしまうということは滅多に起こるものではありません。

ですから、過剰に不安を感じたり、恐怖したりする必要はないですし、「発作」が起こってもそうならないのだ、ということがわかれば「パニック」におちいることも少なくなっていきます。

また、「発作」を「パニック発作」としてではなく、単なる「発作」ととらえてみると、たしかに症状は激しいものですが、時間的にはそう長く続くものではありません。前章で触れたように、「やりすごす方法」をもっていれば、パニックにならずに発作自体をやりすごすこともできるのです。

そうなれば、発作が起きそうになったとき、あるいは発作が起きたときも、だんだん「あ、また例の発作だな」と思えるようになっていきます。不安や恐怖も、強烈に感じることはなくなっていくでしょう。

パニック発作というものに対して、そのような意識のもち方をしていただければ、「パニック発作が怖いものである」という気持ちは薄らいでいくと思います。

安心して「話せる」相手を見つけておこう

パニック障害の大きな特徴であるパニック発作。これは、不安に対して敏感になり、そのことでさらに不安感が増して起こる、というサイクルになっています。
「不安」というのは、人間であれば誰しも経験したことのある感情です。また心の健康度が落ちているときに感じやすくなるといってもいいでしょう（不安によって心の健康度が落ちていくこともあります）。

不安を感じたことがないという人を探すほうがむずかしいくらい、ある意味で「不安」というのはどの人にも存在する感情なのです。

ただしパニック障害になりやすい人、なってしまった人は、とくに「不安」というものに敏感になりやすいといえます。なので、できるだけ心の健康度、すなわちメンタルヘルスを大切にしたほうがよいのです。

そのためには、ストレスをためこまないこと、こまめに発散しておくことがひとつのポイントといえます。たとえば、不安を感じたり、心配なことがあったときに、信頼できる友人や職場の先輩・上司、家族など、相談できる人を確保しておくこと。これが、ストレスをためず、メンタルヘルスを保つうえで重要といっていいでしょう。

言いたいことがあるのに自分の中に閉じこめてしまって言えない、このような状態が長く続くのは、メンタルヘルスをくずす大きな要因ともなります。不安に思ったり、心配ごとなどがあったときに、誰かに気軽に「話せる」「グチれる」ということは非常に大事なのです。

ストレス解消法としてよくあげられるのが、「スポーツクラブに通う」「エステに行く」などですが、これらの方法はお金がかかるし、時間もかかるし、手間もかかります。始めたはいいけれど、面倒になって続かないという場合も多いと思います。

でも、親しい人と話をするというだけなら、お金もかからず、気軽にできます。人間にとって「話す」ということは、最も手軽で効果的なストレス解消法といえるわけです。

ですから、日ごろから「安心して気軽に言いたいことが言える相手」を確保しておいて、「話をする」ことでどんどん発散する。こうしたことを心がけておきましょう。

心を強くすることを考えるよりも、まず体を健康に

人間はとかく、心が常に健康であるためには、「心を強く」して「精神的にタフ」であることがよい、そうしたいと考えがちです。

そのためには「どういうふうにものごとをとらえたらよいか」「精神的に強くなるには

どうしたらよいか」といった、観念的な精神論から「心を強くする」ための対策を探り、実践しようとします。

ですが、心の健康を保ち、強くしたいのであれば、やはり栄養のバランスを考えた食事をとる、適度な運動をする、充分な睡眠をとるという三点は欠かせません。

この三つは、どれも「体の健康」という面から考える際の重要なキーポイントです。「体の健康」をテーマにした場合は必ず出てくる言葉なので、みなさんも聞き飽きているかもしれませんね。「そんなの当たり前じゃないか」と思われることでしょう。

でも、耳にタコができるくらい聞き飽きているキーポイントでありながら、ちゃんと実践できている人はじつに少ないのです（タコができるくらい聞かされているので、馬耳東風になってしまうのでしょうか）。

栄養バランスのとれたおいしい食事をとること、適度に体を動かして体力づくりをすること、充分に休養・睡眠をとること。これらは「体の健康のために重要」ですが、体の健康と心の健康はつながっていますから、メンタル面にも大きく影響してくるのですね。

体の調子が悪ければ心の調子も悪くなる。「なんか今日は体調が悪いな」と感じたときは、やる気も起きないし、心もスッキリしない。そんな経験を誰もがしていることでしょう。

つまり、体の健康を保つようにしておかないと、精神的に強くなること自体がむずかしいわけです。

「気持ち」「気持ち」と偏らないこと、気持ちの前に「まず体から」健康にしていくこと、体の健康のために「できることから」やっていくこと。

こうした姿勢を大事にして、食事・運動・睡眠と休養の三つをできるだけしっかり行う。そうなればメンタル的な健康をくずすことはないはずですし、ことさら「心を強く」と考えなくても「強い心」にしていくことができると思います。

「ポジティブ」に考えて心をラクに！

マーティン・セリグマンというアメリカの心理学者が、学習性無力感（現在では、学習性絶望感といわれていますが）という理論を提唱しています。

簡単に説明すると、自分では避けられないストレスにさらされていると、人間は悲観主義的な考え方になってしまい、

■悪いことはすべて自分のせいで（個人度）
■それは今だけでなく長い期間で続き（永続性）
■ほかに何をやっても同じようにダメなんだ（普遍性）

と三つの側面でネガティブになってしまう。「よいこと」に対しても、

■自分のせいではなくて、周囲のおかげで起こり（個人度）
■しかし、それはすぐ終わってしまうものであり（永続性）
■ほかのことにはあてはまらない（普遍性）

というスタイル（説明スタイルといいます）ができてしまう、というものです。

さて、これを電車に乗れなくなっていくということで考えてみましょう。

電車の中でパニック発作を起こす、発作が起きたらどうしようと不安になる——これは、「電車の中で具合が悪くなった＝具合の悪さは電車の中で起きている」のに、悲観的に考えることで、「電車以外のところでも起きてしまうのではないか」と考えるようになって

しまう、ということですね。

つまりネガティブに考えてしまうと、ますます考えがネガティブになっていき、ネガティブ思考のサイクルにおちいっていくということがいえるわけです。

「不安にならないように」とか「悪くならないように」という方向から入ってしまうと、人間の意識というのは、まず自分の中の「不安になっている部分」「悪い部分」を見つけようとします。次に「そうならないように」心がける。そういうメカニズムがあります。

このメカニズムは、心が健康状態にある人でも同じように作用します。

「不安」に感じる部分というのを、人間なら誰もが自分の中にもっているわけですから、いくら健康でも「不安になっている部分を見つけよう」とすると、いくらでも見つかるわけですね。

ですから、不安を少しでも感じたなら、「不安にならないように」「悪くならないように」という方向からではなく、「安心するように」という意識でとらえること。

自分の中で「安心している」ところ、「これは大丈夫」と思えるものを見つけ、それをふくらませていくようにすることが重要です。あくまでも意識のチャンネルをポジティブに設定しておくことが、安心して生活するためには重要な要素といえるのです。

また、「なりたい自分」というものを考えていく際も、「なりたくない自分にならないように」ではなく、「なりたい自分になるように」意識のチャンネルを変えてみることが大事でしょう。

ただし、観念的なレベルで「強くなる」「心が広くなる」という目標を立てても、そうできているところを見つけるというのはなかなかむずかしいものです。自分の心の弱さ・狭さを見つけるのはじつに簡単なのですけれどね。

なので、「なりたい自分」を考えるときには、行動レベルで目標を立てることが大事なポイントになります。行動レベルで目標を立てることで、達成していくことが可能となり、自分でも「達成できている」と気づくことができます。

たとえば「笑顔でいる」とか「外出をする」といった目標を立てて、少しずつでいいから実行していく。「笑顔でいられた」「少しだけれど外出できた」というように成功体験を重ねて、自分に自信をつけていくこと。これが大切なのです。

目標を立てたら、くれぐれも「できなかった」「ダメだった」というネガティブな観点で振り返らないこと。あくまでポジティブに「できた」「大丈夫だった」ことを思い出してみましょう。

そうやって焦らずに少しずつ自分に自信をつけていくことが、パニック障害を克服するうえで、とても重要なポイントになるのです。

気軽に専門家を利用しよう！

日本ではまだまだ心の不調を気軽に相談できる専門機関が少ないのですが、やはり専門家の存在は、メンタルヘルスを保つうえで強力なサポーターとなります。できるだけ、相談できる先をもっておかれるというのがよいと思います。

アメリカ映画でよく出てくるように、かかりつけのカウンセラーをもつ必要はありませんが、何かあったときに相談できる専門家を見つけ、利用するということは大事でしょう。大学生であれば大学に「学生相談室」があると思いますし、働いている人であれば職場や健康保健組合が契約している相談機関があると思います。またＥＡＰシステムもしくは無料電話相談を契約している会社もあるはずです。こういうものをどんどん利用しましょう。

ＥＡＰとは、アメリカで広く普及しているサービスです。企業と契約を行い、そこに勤める社員と家族が利用できる総合的カウンセリングサービスですが、無料で、しかもプライバシーが守られる形で相談できるのが特徴です。

今後は日本においてもＥＡＰというものが普及して、気軽に専門家に相談できるシステムとして根づいていくことが予想されます。ＥＡＰについては巻末でもご紹介していますので、参考にしてください。

またパニック障害は、外出できなくなるという点で、治療や相談に通うことがむずかしくなる場合も少なくありません。そこで脚光を浴びているのが、インターネットを使ったオンラインカウンセリングです。

オンラインカウンセリングは、自宅にいてもネット上で相談できるという利点がありますし、最近はスカイプなどビデオ通話を使ったシステムも発展していますので、積極的に利用していかれるとよいと思います。

以前は「オンラインでカウンセリングができるのか」という議論もありましたが、そういう議論自体がもう古い。現在は、手軽に気軽に利用できる相談先として定着しつつありますし、カウンセリング内容も充実しています。今後はさらに普及していくことでしょう。

気軽にネット上で相談して、病気に関する基本的な知識と医療機関の情報を得ておき、そのうえで医療機関を受診する。こうした手続きを踏むことで、精神科に行きやすくなると思いますし、また料金の面など、精神科医療の不透明な部分もガラス張りになっていくと思います。

なかなかよいシステムだと思いますので、いきなり精神科を受診するのは抵抗がある、通院するのがむずかしいという方も、まず利用してみてください。

「必ず治る」ことを忘れないで

これまでも何回も繰り返してきましたけれど、パニック障害は不治の病ではない、必ず治る病気であるということは、ぜひとも理解しておいていただきたいと思います。

「いつかきっと治る」という気持ちをもってパニック障害と付き合っていくのと、「治らなかったらどうしよう」「本当に治るのか」という懐疑的な気持ちで付き合うのとでは、日々の生活もメンタルヘルスもまったく違ってきますよね。

実際に、パニック障害は治る病気ですから、少しでもポジティブに考えていくこと。

パニック障害とのお付き合いが長い方は回復のスピードもゆっくりかもしれませんが、

悲観的になったり、焦ったりしないこと。こんなことを、ちょっと心の中に留めておいてほしいと思います。

また家族のサポートが必要な方も多いと思いますが、「申しわけない」「情けない」なんて思わず、どんどんサポートしてもらいましょう。遠慮なく甘えることができるのは親・兄弟（姉妹）・夫・妻といった身近な家族がいちばんでしょう。

家族にパニック障害のことを理解してもらうために、専門家の力を借りたってよいと思いますし、本人が「いつか治る」という気持ちでいられれば、家族だってたくさんの力を貸してくれるはずです。

また、女性であれば「結婚できるのか」「子どもはもてるのか」という心配を感じることがあるかもしれませんが、大丈夫です。治る病気ですから結婚も出産もＯＫ、心配することはありません。

もちろん、薬の服用によって、生まれてくる赤ちゃんに影響はないのかという心配は大きいと思います。

しかし、実際にはパニック障害の治療を続けながら、元気な赤ちゃんを無事に出産したケースもいっぱいありますし、その心配を少しでも減らすために専門家がいるのです。妊娠した場合、妊娠予定がある場合、その旨をしっかり伝えれば、医師のほうでもきちんと考慮して治療法を考えていきますので、過剰な心配はしなくても大丈夫です。

とにかくマイナスにマイナスに考えてしまわないことが、この病気の克服にはいちばん効果的といえます。

不安に感じ緊張を覚えたらリラクゼーションを試みる、日々の生活の中で「できたこと」「うれしかったこと」「心地よかったこと」を書き出してみる、「心の調子が悪いな」「ストレスがたまっているな」と感じたらどんどん誰かにグチる、食事・運動・睡眠を心がけて体を健康にしておく、そんなことを実践していただければ、パニック障害を意識することはグーンと少なくなると思います。

意識することが少なくなれば、ことさら不安を増大させたり、恐怖と緊張にとらわれたりすることもなくなっていくでしょう。そうなったらパニック障害も怖くありません。回復への道もグッと近づいてくるはずです。

PART 6

「パニック障害があっても、人生は楽しい！」

「気がついたら忘れてた」になるために

電車の環境が変わってきた!?

「電車の環境」はどうなるか？

東京都では、通勤時間をずらすことで通勤ラッシュを緩和し、生産性を高める働き方改革の一環として「時差ビズ」を二〇一七年から推奨し始めました。時差ビズに取り組む企業や鉄道会社が増えているのにも関わらず、通勤ラッシュの時間帯、ターミナル駅では人がホームからあふれ、身動きが取れないのが現状です。国土交通省が公表している通勤電車の混雑率（二〇一八年）では、首都圏の主要路線・区間のうち十一路線で今も混雑率が一八〇％を超えているのだそうです。

加えて、二〇二〇年に開催予定の東京オリンピック・パラリンピックに向けて、海外や地方から訪れる人も増えてくるでしょう。ただでさえ通勤ラッシュが常態化している首都圏で、オリンピック競技の開催が重なった場合、駅には人があふれて、通勤や通学に影響が出る可能性があります。

パニック発作を起こしやすい人は、事前に混雑予想などの情報を集め、その時間帯や路線をできるだけ避けるなど、対策を考えておくと安心できそうです。

電車内と外との温度差も心身の負担に

混雑した車内に身を置く不快感や、自分の意志だけで降りられないという不安感だけでなく、電車内の温度が発作のきっかけになるケースもあります。

地方出身で、これまで混雑する電車に乗ることなく生活してきたという仁美さん（仮名・二三歳）。

就職が決まって上京し、四月に入社。生まれて初めて経験する朝の通勤ラッシュに驚き、慣れるまでしばらくは苦労していました。ただ、入社から三カ月ほど経過して、夏前には徐々に通勤や仕事のペースにも慣れていったといいます。

ある八月の暑い日、仁美さんがいつものように満員電車に乗って出勤していると、運悪く冷房がよく当たる位置で動けなくなってしまいました。冷気に晒され続けながら寒さに耐え、ようやく次の駅に着きました。

ドアが開くと大勢の人が車外に出て行き、同時に熱気を帯びた空気がドッと押し寄せてきて、仁美さんは体の負担を感じました。

そんな繰り返しが続いた後、首の後ろあたりがボーっとしてきて、手足はしびれ、呼吸が苦しくなり、心臓がドキドキしてきてしまいました。

「なんなの、これは！」と驚いた仁美さんは、次の駅で電車を飛び降りたそうです。


通常、車内のエアコンは自動で温度を調整するように設定されていますが、混んだ車内環境の場合、体感温度が暑すぎたり寒すぎたりすることが結構あります。この寒暖差が心身に影響を与えるのです。

春先に心や体の不調を訴える人が増えるのも、寒暖差や気圧の変動が大きいせいで、自律神経に負担がかかるからだと考えられます。

人の自律神経には、交感神経と副交感神経があります。交感神経は体を動かす神経、副交感神経は休める神経です。

気温が高いときは、体内から熱を逃がすために、血管を拡張させて発汗を促す副交感神経が優位になります。また、気温が低いときは、交感神経が優位になり、体内の熱を外に逃がさないために血管がギュッと収縮して全身の血流を低下させます。

仁美さんのケースのように、寒さと暑さが交互に襲ってくると、こまめに体温調節をしなくてはならない自律神経にも負荷がかかります。体調不良が生じやすくなる可能性もあり、パニック発作を誘発することもあります。

タオルやストール、薄手の上着などをオフィスやバッグに常備しておき、冷えを感じたときにサッと体を守るなどの対策をしておくといいでしょう。混雑した電車の中で衣服を調節することは難しいかもしれませんが、冷房が直接体に当たるポジションをなるべく避けるだけでもいいのです。

テレワークやフリーランスという働き方は？

企業が用意した職場に自宅から通い、決められた時間働くのが、これまでの会社員としてなじみがある働き方でした。しかし、最近ではフリーランスも増え、また政府が推奨する「働き方改革」によって、テレワークという働き方も注目されています。

テレワークとは、「tele＝離れた所」と「work＝働く」を合わせた造語で、働く場所によって、自宅利用型テレワーク（在宅勤務）、モバイルワーク、施設利用型テレワーク（サテライトオフィス勤務）などがあります。インターネットなど情報通信技術を活用することで、時間や空間の制約にとらわれることなく働くことができ、生産性の向上や健康的な生活の確保などが期待されています。

パニック障害をはじめ、メンタルに不調のある人の中には、仕事そのものより、満員電車に乗らなくてはならない通勤の負担が大きいという人もいます。通勤電車に乗る必要がなく、自宅で働くことができるという点では、理想的な働き方だと考えることができますが、ここで、こうした柔軟な働き方での注意ポイントにも触れておきましょう。

正樹さん（仮名・三三歳）の会社では在宅勤務制度を導入し、週に二日までの在宅・テレワーク勤務が認められることになりました。正樹さんは郊外に住んでいることもあって、会社までの通勤時間が長く、昨年、在宅勤務制度が始まったときは、渡りに船で喜んで手を挙げました。基本は月曜と木曜の週2日を在宅勤務と設定し、仕事をしています。往復の通勤時間3時間が節約できるので、時間にも余裕ができて助かっていました。

そんな中で、急遽、社長も参加する大事な会議が行われることになり、正樹さんも数カ月ぶりに月曜日の早い時間の電車に乗りました。観光客と思わしき人も多く電車に乗っていて、車内はかなり混雑した状況でした。

混んだ電車に揺られていたら、突然「緊急停止します」とアナウンスが流れ、急ブレーキがかかって電車が止まりました。ドキドキしながらアナウンスを待っていると、「次の駅で急病人が発生したため、しばらく停車します」とのこと。混んだ車内でずっと待っていると、「自分がここで急病人になったら、どうするんだろう？」と心配になり、さらにドキドキが気になって、不安で息苦しくなってしまいました。

勤務の自由度が高い環境で働くことに慣れていくと、自分でも気づかないうちに時間や場所などが不自由な職場環境に対するプレッシャーが高まってしまうことがあります。

また、外出する機会が少ない、他人とあまり顔を合わせない日々が続くことで、五感を味わう機会が減ってしまうと、心身のバランスをくずしてしまうこともあります。外に出て自然を感じたり、人と会って会話することは、五感を刺激し、味わう大切な機会です。五感をしっかり味わうことが増えると、余計なことを考えなくなったり、考えすぎて自分を追い込むようなことも減ります。

不安なことがある場合は、医師やカウンセラーなど信頼できる専門家に相談しながら、自分らしい働き方を見つけていきましょう。

妊活中や妊娠中には自分の体に意識が集中しやすい

働き方改革の一つの軸として「女性の活躍推進」がうたわれています。最近では、結婚、出産しても仕事を続ける女性が多く、共働きの世帯が増加傾向にあります。長引く不況による不安定な雇用状態や、正社員であっても、なかなか給料が上がりづらい社会が背景にあると考えられるでしょう。

赤ちゃんが欲しいと思って妊活を始めても、その結果、希望通りに妊娠したとしても、仕事を並行して続ける女性が増えています。

千里さん（仮名・三七歳）は結婚後、なかなか子どもに恵まれず、不妊治療を始めて三年が経過していました。焦る気持ちも高まり、体外受精にチャレンジするかどうか夫婦でも話し合っていました。いつ妊娠してもいいように、体調管理には日頃から気をつけていて、仕事中も身体を冷やさないように注意し、カフェインなどもなるべく摂らないように意識していました。

千里さんは、特に電車の中などの閉鎖空間で咳をしている人がいると、気になって仕方がなく、普段から予防のためにマスクをつけて生活をしていました。

その日も、いつもの電車に乗って会社へ向かっていましたが、妙に咳をする人が多いように感じ、気になっていました。千里さんはマスクをつけていましたが、「変な菌を吸い込まないようにしなきゃ」と意識して電車に乗っていたら、貧血のような感じで頭がボーッとしてきて、呼吸が苦しくなってきました。「なにか深刻な病気になってしまったのでは？」と不安になり、急いで次の駅で降りたのだそうです。

妊活中や妊娠中は、自分の身体への意識が高まります。千里さんのように体調管理に気を配るようになり、ちょっとした異変でも不安を感じやすくなります。

体のある感覚に対して、過度に注意が集中することで、その感覚がより一層鋭敏になり、拡大、固定されることを「精神交互作用」といいます。ふだんはまったく気に留めないような時計の秒針のかすかな音も、一度注意を向けだすと、うるさいくらいにはっきりと聞こえてくることと似ています。体調管理に神経質になりやすい妊活中や、週数を重ねるごとに体が大きく変化していく妊娠中は、精神交互作用が起こりやすいと考えられます。

一六八ページからを参考に、自分がリラックスできる方法をいくつか知っておくと安心です。また、不安を感じたときに気軽に相談できる「心のかかりつけ医」を持つことも大切です。

スマートフォン時代の「パニック」対処法とは？

「気をそらす」にはもってこいのツール

二〇一九年現在、日本でのスマートフォン普及率は八割を超えるといわれています。現代人にとって、仕事でも私生活でもスマートフォンは欠かせないツールになっています。

それでは、パニック発作を起こしやすい人は、スマートフォンとどんなふうに付き合っていくのがいいのでしょうか。

まずは、スマートフォンの良い面から。不安や緊張を感じてパニックを起こしそうになったときに、スマートフォンを利用して気をそらす、不安をかわすという面では役に立つと言えます。上手に使いこなしているケースをご紹介しましょう。

英明さん（仮名・三二歳）は二十代のときにパニック障害と診断され、治療を続けて七年になります。最近は、症状自体は落ち着いているのですが、予防のためにも受診と服薬は続けています。

英明さんが診断された当時、スマートフォン自体は普及していましたが、機能は今ほどは発達していませんでした。英明さんは、電車の中でパニック発作の予兆を感じたときは、深呼吸をしたり、ガムを噛んだりするなど、自分なりの対策をとっていたそうです。

しかし最近では、マインドフルネスなどのアプリも多く出てきており、英明さんも自分のスマートフォンにいくつかダウンロードしているそうです。「やばいな」と思ったときには見るようにしているそうで、気をそらす方法として、とても役立っているといいます。

スマートフォンには「メンタルヘルスアプリ」と呼ばれるセルフケアアプリが数多く存在します。瞑想の手順をわかりやすく案内してくれるもの、水が流れる音や自然の音、小鳥のさえずりなどリラクゼーションを促す音声を聞くことができるものなど、さまざまな種類があります。いくつかお気に入りのものを見つけておくと、いざというときに役立つかもしれません。

専用アプリでなくても、不安に襲われそうになったときに、リラックスするために猫や犬など動物の動画をブックマークしたり、お気に入りの音楽や映像をダウンロードしている人も多いです。手元だけの操作で、どこにいてもリラックスした状態を作り出す手助けをしてくれるという面では、スマートフォンは有効だといえます。

また、スマートフォンの普及とともに、SNSも大きな広がりを見せています。パニック障害は日本では一〇〇人のうち数人がかかるといわれているほど身近な病気ですが、その苦しさや不安、つらさは、経験したことのない人にはなかなか理解されにくいものです。同じ症状を持つ人同士がつながって、ふだんは人に言いにくい悩みを打ち明けあったり、おすすめのリラクゼーション方法や病院、カウンセラー選びなどの情報交換をしたりと、SNSならではの利点を生かした活用のしかたを考えてみてもいいかもしれません。

目の疲れから発作につながることも

次に、パニック発作を起こしやすい人がスマートフォンと付き合う上で、注意したほうがいいことをお伝えしたいと思います。
欲しい情報がすぐ手に入り、私たちの生活には欠かせない存在となったスマートフォンですが、人によって合う、合わないがあります。

最近、パニック障害と診断された直人さん（仮名・四〇歳）。もともと、狭い場所に閉じ込められる感覚が嫌で、バスや電車に乗る際はスマートフォンが手離せず、車内では常にゲームをして過ごしていました。
ところがある日、混雑した車内でスマートフォンの小さい画面をずっと見ていたら、吐き気やめまいなど車酔いのような感覚が起こり、立っていられなくなってしまいました。うずくまってじっとしていたら、急に不安が大きくなり、動悸が激しくなって、直人さんは次の駅で慌てて電車から降りました。

画面に集中することで、周囲のことが気にならなくなり、不安から気をそらせる点はスマートフォンの長所ですが、三半規管の弱い人の場合は、揺れる電車の中で小さい画面を見続けていると、めまいや頭痛、吐き気などを誘発してしまうことがあります。また、体調不良をきっかけにしてパニック発作が引き起こされる可能性もあります。

目から入ってくる情報と、体で感じる情報のズレが乗り物酔いを引き起こすことが多いので、窓の外を流れていく景色を眺めたり、同じスマートフォンを利用するにしてもゲームやSNSなどで視覚を使うのではなく、自分がリラックスできるような好きな音楽をイヤフォンで聴くなどするといいかもしれません。

ハマり過ぎは自律神経が乱れる原因に

二一一ページでも触れましたが、自律神経のバランスがくずれると心身に負担がかかりやすくなります。

本来、副交感神経が働く睡眠中は、日ごろの心身の疲れを解消し、細胞の修復も行われる大切な時間です。ところが、最近では眠りにつく直前まで、布団の中でスマートフォンを操作する人が増えています。

パソコンやスマートフォンの画面から発するブルーライトという強い光は、脳を刺激するので、就寝前にパソコンやスマートフォンを使うと、自律神経が乱れてしまい、心身にストレスを与えます。スマートフォンで一度にたくさんの情報を受け取ることは、脳の疲労の原因になるともいわれています。

また、長時間スマートフォンを操作していると、姿勢の乱れや目の疲れから、めまい、頭痛、吐き気、肩こりなどの症状を引き起こすことがあります。ゲームやSNSで気分転換するのは良いのですが、ハマり過ぎには注意が必要です。

生活習慣の乱れやストレスによる睡眠不足があると、パニック発作を起こしやすくなります。

就寝前にはパソコンやスマートフォンを使うのを控え、リラックスした状態で眠りにつくことをおすすめします。そうすることで睡眠の質も高まるはずです。

上手に付き合えば強い味方

二〇三ページでも紹介しましたが、最近では、オンラインでメンタルカウンセリングを受けられるサービスも増えています。パソコンやスマートフォンがあれば、好きな時間、場所からチャットやメールなどを通じて、専門家のカウンセリングを受けることができるのです。

つらい症状や悩みがあったとしても、仕事が忙しい、近くにカウンセリングを受けられる場所がないなど、病院に足を運ぶまでのハードルが高いと感じる人はまだまだ少なくないようです。また、病院に行ったほうがいいのか悩んだときの指針にもなります。

スマートフォンは、使い方次第ではパニックを起こしやすい人の味方になってくれる心強いツールです。上手に付き合っていきたいですね。

「楽しい」を積み重ねながら、ゆるっと生きよう

パニック障害があっても豊かで幸せな人生を！

パニック発作に悩んでいる人は、症状に対する悩みや不安とは別に「仕事を長く続けていけるか心配」「このままで結婚できるのかしら？」など、将来に対する不安を同時に抱えていることがほとんどです。

先が見えない状況は確かにとても不安ですが、そこで不安を感じるということは、心の中に「幸せに生きていきたい」「より良い人生を送りたい」というプラスのパワーが秘められているからこそだと考えられます。

何度もくり返しますが、パニック障害は治る病気です。

見えない未来に不安になるよりも、将来へと続いていく「現在」の楽しいことやうれしいことにも目を向けて生活してみてはいかがでしょうか。

一九八ページでも紹介した心理学者のマーティン・セリグマン博士が提唱し、現在、アメリカを中心として世界的に注目されている考え方が「ポジティブ（明るく前向きに捉えること）」と「サイコロジー（心理学）」を組み合わせ、心の中のプラスの部分に目を向けることを研究する学問「ポジティブサイコロジー」です。

これまでの精神医学では、メンタルヘルスの分野に限らず、悩みや苦しみ、症状などマイナスの部分に着目して、いかにそれを抑えて、コントロールするかという視点で治療が行われてきました。ポジティブサイコロジーでは、自然治癒力や回復力など、人間が本来持っているプラスの部分に目を向けながら、どうしたらハッピーに生きられるかを研究し、治療にも役立てられています。

これは「ポジティブ思考に切り替えよう」「幸せになる努力をしよう」という提案ではありません。パニック発作を起こしやすい人の中には、「気にしない」こと、前向きになることをがんばろうとしすぎて、かえって自分を追い詰めてしまうこともあります。

無理をせず、がんばらず、肩の力を抜いた状態で、ゆるっと好きなことをする、楽しいこと、うれしいことを思い浮かべるくらいでいいのです。

パニック障害を抱えていても、豊かで幸せな人生を送ることは十分できます。日々の小さな幸せや、楽しみを大切に積み重ねていくうちに「気づいたら、パニックのことを考えてなかった」というふうになるといいですね。

おわりに　カウンセラーが伝えたいこと

一九九八年の冬、家族で夕食を食べながらテレビを見ていたら、衝撃的なニュースが流れてきました。「中小企業の三人の社長がホテルで集団自殺をしました。最後に三人で食事を摂ったと思われる机には牛丼の容器が残されており、その後それぞれの部屋に移って首を吊った模様です」との報道でした。今でも鮮明に覚えています。

そのニュースは、その後の私の人生を変えたと言っても過言ではありません。「こんなことがあっていいのか！」と、怒りなのか悲しみなのか、わけのわからない強い感情が心に沸き起こりました。

私はその後、幾度となく、その三人の社長の想いを想像しました。最後の晩餐に牛丼を選んだこと、食べ終えた後に交わしたであろう別れの挨拶、そして自分の部屋に移り実行に移した瞬間。胸が締めつけられます。

三人の社長には、それぞれの事情があったのだと思います。もしも事前に自分が関われていたとしても、結局何もできなかったのだと思います。でも、それでも事前に話を聞きたかった。そんな思いがずっと心に残っています。

三人の社長とは、面識も何もありませんでしたが、その社長たちを心に抱き、これまで仕事をしてきました。

この社長たちにしてみたら、メンタルヘルスという観点はちょっとズレているのかもしれません。でも、その事件があってから私は、困っている人に、カウンセラーがちゃんと力になれる世の中にしたいと考えました。そしてカウンセラーは、困っている人の話をちゃんと聞ける存在にならなければいけないと強く思うようになりました。

働いている人の場合、社内に相談室があれば、そこに専門家がいます。社内になくても、私が取り組んでいるようなＥＡＰ専門機関と契約していたり、もしくは健康保険組合が契約している相談機関があるはずです。それらもない場合は、厚生労働省が委託運営している「こころの耳」で無料相談をやっていますし、各都道府県に無料で相談できる精神保健福祉センターがあります。ぜひ、気軽に活用してみて欲しいと思います。

カウンセラーに話したところで、必ずしも解決策が見いだせるわけではないと思います。

ただ、カウンセラーに話してみることで、少なくとも自分の悩みごとを言葉にし、相手に伝えるというプロセスを経ることになります。

自分の悩みを表現可能にすること、そして、伝えようと思ったら伝えられるという効力感を持ってもらうこと。これができたら、カウンセラー以外の家族や友人や上司や同僚にも、悩みを話すことの敷居が下がるのではと思っています。きっと、周囲のサポートを得ることにつながると思います。

話すとは、離すことであり、放すことだとよくいわれます。話すことで、自分からその悩みや問題を切り離すことができ、最終的には手放すことができるといわれます。悩みを相談することは、勇気がいることかもしれませんが、ぜひ、その一歩を踏み出していただけたらと思っています。

二〇一九年六月

松本桂樹

ＥＡＰ（従業員援助プログラム）とは

ＥＡＰとは簡単にいうと、企業の社員および家族に対する総合的なカウンセリング・サービスのことです。

たとえば、職場の人間関係に問題があったり、家庭において子どもが不登校だったり、心配ごとがあったり、精神疾患にかかっていたりしてメンタルヘルスがよくないと、当然社員は仕事にも身が入らなくなり、業務のパフォーマンスは低下してしまいます。

そのために、そういった問題を早い段階で専門相談につなげて社員やその家族のメンタルヘルスを高め、結果として社員の業務のパフォーマンスを上げていこうとするのが、ＥＡＰの主な目的です。

ＥＡＰは大きく分けて、企業内で取り組みを行う形態（内部ＥＡＰ）と、企業外のＥＡＰ機関と契約を行う形態（外部ＥＡＰ）があり、また自分で問題を感じて自分で相談をするセルフリファーラルと、主に管理職から部下のことで相談を受けるマネージメントリファーラルという二通りの相談のしかたがあります。

もともとＥＡＰは、一九四〇年代のアメリカにおいて飲酒にまつわる問題から発生したものですが、現在アメリカでは、アルコール問題に限らず、うつ病を中心としたメンタルヘルス全般の問題に加えて、法律問題などにも適用され、効果を生み出しています。

日本でも現在は休職者に対する職場復帰支援、キャリアコンサルテーションなど、さまざまなニーズに応える専門相談機関として、多くの企業や団体に導入されています。

「ジャパンEAPシステムズ」http://www.jes.ne.jp/

EAPサービスの概要

- 電話相談
- 面接相談
- 問題のアセスメント
- 適切な専門機関の紹介
- 専門機関紹介後のフォローアップ
- 短期で解決可能な問題へのカウンセリング
- 管理職へのコンサルテーション
- 社員へのメンタルヘルス研修
- CISD（Critical Incident Stress Debriefing）
- EAP利用人数の定期報告
- EAPサービスのプロモーション活動
- ストレスチェック

松本桂樹（まつもと・けいき）
東京学芸大学大学院教育学研究科修了。都内の精神科クリニック勤務を経て、現在、株式会社ジャパン EAP システムズ代表取締役社長。EAP コンサルタントとして、主に勤労者の相談業務を行っている。臨床心理士、精神保健福祉士、公認心理師、1 級キャリアコンサルティング技能士の資格を持ち、お茶の水女子大学・法政大学大学院にて兼任講師を務める。著書に『傷つきやすい人の心理学』（大和書房）、『部下が病気にならないできる上司の技術』（WAVE 出版）などがある。

参考文献
『パニック障害　病態から治療まで』日本評論社
　デービッド・J・ナット、ジェームズ・C・バレンジャー、ジャン－ピエール・レピーヌ 編
　久保木富房、井上雄一、不安抑うつ臨床研究会 訳
『パニック障害の基礎と臨床』金剛出版　白倉克之、山田和夫 編
『自己コントロール法』誠信書房　成瀬悟策 著
『短期療法の展開　問題から解決へ』誠信書房
　E・ジョージ、C・アイブソン、H・ラトナー 著
　長谷川啓三、児玉真澄、牛田洋一 訳
『パニック障害ハンドブック　治療ガイドラインと診療の実際』医学書院
　熊野宏昭、久保木富房 編

電車に乗れない人たち　最新版
パニック障害、不安と怖れがなくなる方法

2019 年 7 月 10 日第 1 版第 1 刷発行

著　者　　松本桂樹
発行所　　WAVE 出版
〒 102-0074　東京都千代田区九段南 3-9-12
TEL　03-3261-3713　FAX03-3261-3823
振替　00100-7-366376
E-mail:info@wave-publishers.co.jp
http://www.wave-publishers.co.jp/

印刷・製本　精興社

NDC335 232p 19cm
ISBN978-4-86621-226-5